Vamos a dormir

Mitos y verdades

Ediciones Palabra
Madrid

© Elena Urrestarazu Bolumburu, 2026
© Beatriz Echeveste González, 2026
© Ediciones Palabra, S.A., 2026
 Ronda del Caballero de la Mancha, 59 - 28034 Madrid
 Telf. (34) 91 350 77 20 - (34) 91 350 77 39
 www.palabra.es
 palabra@palabra.es

Diseño de cubierta: Ana Cemborain Pérez
ISBN: 978-84-1368-568-7
Depósito legal: M-4.397-2026
Printed in Spain - Impreso en España

Elena Urrestarazu
Beatriz Echeveste

Vamos a dormir

Mitos y verdades

PALABRA

Índice

Prólogo

Dormir no es un lujo ni un capricho, tampoco un simple recurso para «sentirse bien» al día siguiente. El sueño es una necesidad biológica fundamental, tan esencial como respirar o alimentarse. Durante esas horas, aparentemente inactivas, nuestro organismo lleva a cabo procesos imprescindibles: repara el cuerpo, regula las emociones, limpia los «desechos» que se acumulan en el cerebro y consolida tanto nuestra memoria como los rasgos que conforman quiénes somos. En otras palabras, el sueño sostiene nuestra salud física, nuestro equilibrio emocional y nuestra identidad.

Como especialistas en neurología y neurofisiología clínica, hemos tenido la oportunidad de dedicar gran parte de nuestra vida profesional a estudiar el sueño y a acompañar a quienes lo padecen cuando falla. En la consulta vemos cada día cómo la falta de descanso adecuado afecta al rendimiento laboral, a las relaciones personales, a la salud física e incluso al modo en que las personas perciben la vida. El sueño no es un simple «descanso», es el cimiento sobre el que se asienta el resto de nuestra existencia.

La idea de este libro surgió precisamente de esa experiencia clínica cotidiana. Nuestros pacientes, con su curiosidad y sus dudas, nos han enseñado que el sueño está rodeado de mitos. Muchas de las preguntas que nos hacen se repiten una y otra vez, a veces formuladas con un tono de certeza y otras, con auténtica preocupación: «¿de verdad todo el mundo necesita ocho horas?». «¿El alcohol ayuda a dormir mejor?». «¿Dormir con el móvil al lado es tan malo como dicen?». «¿Si no descanso bien un día, puedo recuperarlo al siguiente?». Son interrogantes que reflejan inquietudes muy reales, pero también la confusión que genera la avalancha de información, y desinformación, que circula en internet, en los medios de comunicación o en conversaciones cotidianas.

Decidimos entonces reunir en un solo libro esas dudas frecuentes y darles respuesta tal y como lo hacemos en consulta: con cercanía, con rigor científico y con ejemplos claros que ayuden a comprender cómo funciona el sueño. Nuestra intención no es solo desmentir ideas equivocadas, sino también ofrecer herramientas para que cada persona pueda cuidar mejor de su descanso y, en consecuencia, de su salud.

El formato de mitos y verdades nos permite acercarnos al lector de manera directa y entretenida, como si estuviéramos conversando frente a frente en la consulta. Cada mito es una puerta de entrada a un aspecto fundamental del sueño: desde la cantidad de horas necesarias hasta los efectos de la cafeína, la siesta, la edad o los dispositivos electrónicos. A lo largo de estas páginas mostramos qué dice la evidencia científica y cómo puede aplicarse a la vida diaria de manera sencilla.

Al final del libro hemos querido añadir también una serie de consejos prácticos, fáciles de aplicar en la rutina, que sirven como guía para mejorar la calidad del descanso sin recurrir a soluciones mágicas ni a recetas universales. Pequeños gestos, como cuidar los horarios, reducir la exposición a pantallas antes de dormir o mantener rutinas relajantes, pueden marcar una gran diferencia en el bienestar de cada persona.

Este libro es, en definitiva, una invitación a comprender y valorar el sueño en toda su dimensión. Queremos que el lector encuentre aquí respuestas claras, pero también motivación para cuidarse. Porque comprender el sueño es, en última instancia, una forma de cuidarnos a nosotros mismos. Y ese es el viaje que os invitamos a compartir con nosotras en las páginas que siguen.

1.
¿De verdad necesitamos dormir ocho horas de sueño?

Mito

Existe la creencia muy extendida de que todas las personas necesitamos dormir exactamente ocho horas cada noche para mantenernos sanos y rendir adecuadamente. Esta idea se ha popularizado como una especie de «regla universal» del sueño y, muchas veces, se transmite como una obligación rígida, generando la sensación de que cualquier desviación de ese número implica un problema de salud o un mal descanso.

Verdad

Aunque la afirmación tiene una base científica, no todas las personas necesitan dormir ocho horas. Los requerimientos de sueño disminuyen a lo largo de la vida. La Sociedad Mundial de Sueño hace recomendaciones por grupo de edad, con una sugerencia de 14 a diecisiete horas de sueño en los niños de 0 a 3 meses de edad, llegando a siete o nueve horas en adultos jóvenes y descendiendo a siete u ocho horas a partir de los 65 años. Estas recomendaciones se basan en datos poblacionales, pero la genética es fundamental y existen personas con bajos requerimientos de sueño o «dormidores cortos», es decir, que necesitan dormir menos de seis horas para estar bien. Por el contrario, también hay personas con altos requerimientos de sueño, «dormidores largos», es decir, que necesitan dormir más de nueve horas para encontrarse bien.

La gran pregunta es: ¿cómo puedo saber cuánto necesito yo?». En principio, lo lógico sería pensar que, si soy mayor de edad, será entre siete y nueve horas. Los que genéticamente tienen requerimientos diferentes de sueño suelen reconocer en su familia una rama con esos mismos requerimientos, anormalmente bajos o altos. Pero la respuesta definitiva se encuentra en qué pasa cuando no pongo despertador.

Si, cuando no pongo alarma, duermo como mucho una hora más y habitualmente me levanto descansado sin necesidad de café u otros excitantes, se puede considerar que eso es lo necesario para mí. La manifestación de que estoy durmiendo menos de lo necesario es que me despierte mucho más tarde. Si soy adulto y los fines de semana duermo diez o más horas, debo plantearme cuánto estoy durmiendo entre semana, porque lo más habitual no es ser una persona «dormilona» o con altos requerimiento de sueño —existen—, sino que tenga privación de sueño el resto de los días. El tiempo en cama debe ser proporcional a los requerimientos de sueño, considerándose normal estar dormido el 85-90 % del tiempo. La escasez de tiempo en cama lleva a la privación de sueño, pero el exceso es causa de insomnio o, al menos, cronificación del insomnio.

Hay quienes presentan un alto nivel de estrés personal y/o laboral, que apenas están cinco horas en la cama y, aparentemente, tienen un buen rendimiento. Es frecuente que consuman grandes cantidades de cafeína u otras sustancias excitantes. La mayoría, en verdad, tienen privación crónica de sueño, que se enmascara con el estrés y las sustancias excitantes, y que, como se comentará más adelante, pueden sufrir graves consecuencias en el futuro. En cambio, las personas con bajos requerimientos de sueño duermen lo mismo cuando están de vacaciones, sin estrés y sin tomar sustancias excitantes.

Un hecho curioso en algunas personas con insomnio es la mala percepción de sueño. Permanecen un tiempo normal en cama —por ejemplo, ocho horas—, pero estiman que duermen menos de cinco horas o incluso que no duermen nada desde hace años. Reconocen que, para dormir tan poco, se encuentran relativamente bien. Cuando se les hace un estudio de sueño registrando las variables fisiológicas que lo definen —actividad cerebral, ocular y muscular—, se demuestra que tienen una duración normal de sueño.

A este tipo de insomnio se le denomina paradójico o pseudoinsomnio y, aunque se está estudiando, no se sabe bien por qué se produce. Una de las principales hipótesis es que la corteza cerebral está más activa de lo normal cuando el sistema de sueño está activo y debe predominar. Actualmente, se acepta la teoría del interruptor entre la vigilia y el sueño sin etapas intermedias: las estructuras involucradas en el mantenimiento de la vigilia inhiben a las de sueño y viceversa. Podríamos decir que, en estas personas, no todo el sistema de vigilia se inhibe durante el sueño.

La buena noticia para los que lo padecen es que no tienen los riesgos atribuidos a la falta de sueño, ya que depende del sueño medido objetivamente, idea que nos puede llevar al uso de dispositivos electrónicos de rastreo de sueño. La mayoría de los algoritmos utilizados por los dispositivos electrónicos se basan en la medición de movimiento —si me muevo, estoy despierto y si estoy quieto, estoy dormido— y, en ocasiones, cambios en la frecuencia cardíaca. Ninguno de los comercializados para la población general tiene suficiente sensibilidad y especificidad como para darle valor clínico, aunque nos pueden ayudar a valorar nuestras tendencias.

El sueño no es solo cantidad, sino que también es importante su calidad, y, no siempre es igual, debe tener una correcta estructura. Se divide en distintas fases definidas por actividad cerebral, ocular y muscular, que se repiten en una secuencia que denominamos ciclo y que dura aproximadamente noventa minutos. La principal diferencia se establece entre sueño no REM, que tiene a su vez tres fases, y sueño REM. Lo que coloquialmente llamamos sueño profundo es la última fase del sueño no REM y suele estar presente en los primeros dos o tres ciclos de sueño y, en adultos, corresponde al 20 o 25 % del todo el sueño aproximadamente. Por tanto, si me despierto pasada la mitad de la noche, es poco probable que vuelva al sueño profundo del inicio.

La cantidad de sueño profundo está determinada por la duración de vigilia antes del sueño, ya que se van acumulando sustancias que inducen el sueño que llamamos «somnógenos», siendo la adenosina la más importante. A este sistema de regulación del ciclo sueño-vigilia se le denomina sistema homeostático. Dormir profundamente hacia final del sueño no se considera algo positivo, sino la manifestación de una falta de sueño dañina para la salud. Lo que predomina al final de la noche es la fase REM, que se rige por el ritmo circadiano y su cantidad, por lo general, el 20 o 25 % del total de sueño dependerá de la hora a la que nos acostemos.

Esta fase de sueño se caracteriza por los movimientos oculares rápidos, una actividad cerebral similar a la de vigilia y por ser el momento del sueño en el que las ensoñaciones son más vívidas y bizarras. Se activa un mecanismo de atonía muscular para evitar que nos movamos y escenifiquemos los sueños. También es característico el descontrol del mantenimiento de la temperatura y las irregularidades cardiovasculares.

El despertar espontáneo es más fácil desde la fase REM y, si se da en ella, nos encontraremos alerta incluso al final de los primeros ciclos de sueño, a pesar de que nos queden varias horas de sueño por delante. ¿Quién no se ha despertado en alguna ocasión con sensación de que el despertador debe estar a punto de sonar y se ha alegrado porque todavía es de madrugada y quedan horas de sueño por delante? Ante esa misma sensación y hora, en personas con insomnio, se genera una sensación de angustia por el tiempo de vigilia que queda en la cama antes de levantarse, lo que les activa e impide dormir. Dentro del sueño de calidad puede haber uno o dos despertares, y lo que lo hace normal es la sensación de sueño reparador al levantarnos. Ninguna de las aplicaciones disponibles en el mercado para rastrear nuestro sueño ha demostrado suficiente sensibilidad y eficacia como para tener en cuenta su información en cuanto a fases y calidad de sueño.

Aunque se sigue estudiando la genética de las personas con bajos requerimientos de sueño, a día de hoy no se pueden modificar los requerimientos de sueño ni podemos educar al cuerpo a dormir poco sin que tenga repercusiones negativas. El sueño es cantidad y calidad, así como el mejor indicador de que todo está bien es nuestra sensación al despertar.

2.
¿Tenemos que dormirnos a la misma hora?

Mito

Se cree que para dormir bien es imprescindible acostarse siempre a la misma hora, como si el organismo funcionase con un reloj rígido que no tolera variaciones y que todo el mundo lleva el mismo horario y tiene el mismo reloj intrínseco. Esta idea ha llevado a pensar que cualquier cambio en la hora de irse a la cama afecta de manera automática a la calidad del sueño.

Verdad

Debemos mantener horarios regulares tanto a la hora de acostarnos como de levantarnos. El ciclo sueño-vigilia es un ritmo circadiano, es decir, de aproximadamente veinticuatro horas y rige no solo este ciclo, sino también muchas funciones del organismo —temperatura corporal, secreción hormonal, metabolismo, inmunidad, digestión, etc.— que deben estar sincronizadas entre sí para mantener un buen estado de salud.

Existe cierta variabilidad genética en este ritmo intrínseco y hay extremos. Hablamos de «cronotipo vespertino» o «búho» cuando una persona se activa por la noche, es tras-

nochadora y se despierta tarde por la mañana; y de «cronotipo matutino» o «alondra» cuando la persona se acuesta y
despierta muy temprano. Dormir fuera de hora, por ejemplo, debido a hábitos, turnos de trabajo o frecuentes viajes
con varias horas de diferencia horaria entre el lugar de partida y llegada, provoca una «cronodisrupción» que puede
acarrear importantes problemas de salud psíquica y física,
como depresión, deterioro cognitivo, obesidad, resistencia
a la insulina y diabetes, enfermedades cardiovasculares,
algunos tipos de cáncer, inmunodepresión e infertilidad.
Algo tan aceptado en nuestra sociedad como es el hecho de
trasnochar los fines de semana no tiene una base biológica
y este jet lag social puede repercutir también en nuestra salud.

Hallamos un complejo mecanismo genético en prácticamente todas las células del organismo que provoca fluc-
tuaciones de sus funciones cada veinticuatro horas aproximadamente. Una pequeña zona del cerebro, el núcleo
supraquiasmático, contiene el reloj central que coordina
todos los relojes periféricos, incluyendo el ciclo sueño-vigilia. En este caso, el núcleo supraquiasmático por una vía
indirecta dará la señal a la glándula pineal para empezar
a producir melatonina unas dos horas antes de la hora de
dormir. Es un hecho que resulta muy difícil dormirnos antes de nuestra hora natural, cuando el cuerpo no se ha preparado para hacerlo correctamente.

El ritmo del núcleo «supraquiasmático» no es de exactamente veinticuatro horas y se asiste de factores externos

para ajustarse. Denominamos «zeitgebers» a los factores externos que ayudan a sincronizar los ritmos biológicos internos de un organismo con el ciclo de veinticuatro horas del entorno, y el principal es la luz. Para que el sistema funcione bien, por la mañana tendríamos que estar expuestos a la máxima intensidad de luz y, según se acerca la hora de acostarse, los niveles deberían ser mínimos, con oscuridad completa durante el periodo de sueño. Esta información de luz es tan importante para la regulación de los ritmos del organismo que existe una vía directa desde la retina hasta el núcleo supraquiasmático, lo que hace posible que muchos invidentes no presenten problemas con los ritmos.

Asimismo, hallamos un trastorno del ciclo sueño-vigilia denominado «no de veinticuatro horas» típico de los invidentes en los que esta vía directa no está preservada. En lugar de dormir y despertar a la misma hora cada día, su ciclo de sueño se atrasa gradualmente. Pasan por épocas en las que sufren una alteración de los horarios, que pueden retrasarse tanto que creen ir adelantados, así como por periodos sincronizados con el día externo para volver a retrasarse nuevamente. En estas personas, cobran especial importancia otros «zeitgebers», como el ejercicio físico, los horarios regulares de comidas y las interacciones sociales.

De todas formas, lo estamos planteando como si el horario oficial coincidiera con el horario solar y no es así. En invierno, España tiene un desfase de una hora, pero en verano llega a las dos horas. El cambio horario que se produce dos veces al año va a modificar nuestra exposición a la luz, lo que puede llegar a acarrear problemas de salud. Si en verano, casi a las 22:00 —hora oficial— sigue siendo de día, resulta evidente que es difícil que la hora natural de dormir sea antes de medianoche, que por horario solar sería las 22:00 horas. Como debemos madrugar para ir a trabajar, perdemos horas de sueño. Por tanto, los expertos en la materia recomiendan que no se produzca cambio horario y que la hora que se mantenga sea la de invierno, más cercana a la solar.

Es un hecho que, para descansar correctamente, el cuerpo empieza a prepararse desde que nos despertamos. La luz y el ejercicio por la mañana son unos buenos aliados para ello. Sin embargo, esa misma luz —especialmente la del espectro azul— y ese mismo ejercicio a última hora del día nos impedirán dormir adecuadamente. Hemos hablado de la teoría del interruptor para pasar de estar despierto a dormido, pero, para llegar a ese momento en condiciones óptimas, el cuerpo ha dedicado dos horas a realizar cambios progresivos produciendo melatonina y bajando la temperatura interna corporal. Nosotros podemos ponérselo fácil o difícil con nuestras conductas. No tiene sentido intentar corregir el abuso del uso de pantallas por la noche con el abuso del consumo de melatonina. La melatonina que tomamos en gominolas, gotas o comprimidos en horarios y dosis inadecuadas, especialmente unido a la exposición contraproducente a la luz, puede alterar negativamente nuestro reloj interno.

Hemos hablado de «cronotipos» pero, en ocasiones, la desviación del horario interno respecto al oficial llega a convertirse en un trastorno porque repercute en el funcionamiento diario. Algunas personas se duermen habitualmente demasiado tarde o se despiertan demasiado temprano, no por insomnio, sino por retraso o adelanto de fase de nuestro ciclo sueño-vigilia. Su reloj interno está retrasado o adelantado respecto a la luz solar y, cuando la diferencia es significativa, afecta a su vida, en parte, debido a que lo más habitual es que terminen durmiendo menos de lo necesario ya sea porque se duermen tarde, pero madrugan para trabajar —naturalmente se despertarían horas más tarde— o porque se van a dormir más tarde de lo que su reloj interno indica despertándose naturalmente muy temprano, aunque puedan quedarse más tiempo en la cama. En estos casos, el especialista en medicina del sueño puede valerse de la exposición a la luz y la toma de melatonina en horarios concretos para facilitar el cambio del reloj interno en el sentido correcto.

En resumen, el organismo requiere de unos horarios regulares de sueño con un ritmo que presenta pequeñas variaciones entre personas. La luz, el ejercicio, las comidas regulares y las interacciones sociales pueden ayudar o dificultar la preparación del sueño en función del momento del día en el que tengan lugar.

3.
¿La falta de sueño afecta a la salud cerebral y física?

Mito

A menudo se piensa que dormir poco solo provoca cansancio o somnolencia al día siguiente, sin mayores consecuencias. Esta visión minimiza los efectos reales de la falta de sueño, transmitiendo la idea de que puede compensarse fácilmente con café o descansos breves.

Verdad

La falta de sueño puede tener graves repercusiones en la salud. No conocemos bien todas las funciones del sueño, pero sí sabemos que es el momento del día en el que se ponen en marcha los procesos de reparación del organismo, de eliminación de sustancias de deshecho, especialmente en el cerebro, y se fijan los recuerdos.

La privación de sueño durante una única noche ya repercute en el organismo. La mayoría de nosotros lo hemos experimentado en alguna ocasión. Solemos estar más irritables, cansados, con menor atención y tendencia a cometer errores. Tras una noche en vela se tiende a tomar decisiones que entrañan más riesgos. También se han demostrado cambios metabólicos y hormonales, afectando a la regulación de apetito con mayor apetencia por azúcares, al metabolismo de la glucosa e incluso a la síntesis de proteínas en el músculo. Los cambios son objetivos, pero también hay una parte de subjetividad, que depende de lo que yo atribuya a la falta de sueño. En una noche en vela se puede ver el día siguiente muy oscuro, adelantando que vamos a ser incapaces de hacer nada, pero, al final, no es tan catastrófico.

Los riesgos de la falta crónica de sueño son preocupantes y no desaparecen cuando enmascaramos la somnolencia con estimulantes o con un alto grado de estrés. La privación crónica de sueño se asocia a alteraciones del ánimo con mayor riesgo de trastorno de ansiedad y depresión, a problemas de memoria con alta probabilidad de demencia que se atribuye a la disminución del sueño profundo y a alteraciones metabólicas, como sobrepeso, obesidad, de resistencia a la insulina y diabetes. Asimismo, se produce también un aumento de riesgo cardiovascular con peligro de infarto de miocardio e ictus, infecciones e, incluso, se asocia a algunos tumores, como son los de mama, próstata, colorrectales y de pulmón. La conexión entre la falta de sueño y los problemas de salud comentados parece ser multifactorial, ya que parte de las complicaciones se deben a la cronodisrupción.

En una sociedad en la que un alto porcentaje de la población permanece poco tiempo en la cama, es importante tener claro estas consecuencias para mejorar los hábitos de sueño. Vivimos en la cultura de 24 horas de actividad y se llega a percibir el sueño como un estorbo, cuanto menos, mejor. Sin embargo, es algo fundamental para la salud y es necesario que se promueva la buena higiene de sueño, dedicando a este el tiempo suficiente. No obstante, una excesiva preocupación por conseguir un descanso saludable puede llevar al insomnio, por lo que no hay que obsesionarse.

4.

¿Podemos morir
por falta de sueño?

Mito

Existe la creencia de que la falta total de sueño durante unos pocos días puede llevar a la muerte de manera directa, como si el simple hecho de no dormir fuera letal a corto plazo. Esta idea se ha instalado en el imaginario colectivo como una amenaza, transmitiendo la sensación de que pasar varias noches en vela es suficiente para poner en peligro la vida.

Verdad

Este es un pensamiento disfuncional de personas con insomnio grave. El mismo pensamiento genera estrés y les dificulta dormir. Es verdad que la falta de sueño tiene consecuencias graves que pueden llevar a la muerte, pero no suele ser una muerte súbita tras días sin dormir. Como se ha comentado previamente, en vigilia se van acumulando sustancias que inducen el sueño, los somnógenos, y tras varias noches con pocas horas de sueño por insomnio, siempre llega una en la que se duerme más.

No se ha descrito ningún caso de insomnio primario con pérdida total de la capacidad de dormir. También hay que tener en cuenta que, como se ha comentado al hablar de la duración del sueño, muchas personas con insomnio tienen una mala percepción del mismo y están durmiendo más de lo que piensan, por lo que ni siquiera cumplen el requisito de privación de sueño objetivado por actividad cerebral. Es frecuente que la persona con insomnio grave vea casi todas las horas en el reloj, pero, lo más habitual, es que en algunos de esos ratitos haya momentos de sueño de los que no son conscientes porque no han llegado a perder el hilo del pensamiento. En aproximadamente hora y media de sueño, ya da tiempo a tener un ciclo completo de descanso.

Algunas personas con insomnio grave se preocupan cuando leen sobre el insomnio familiar fatal, pero se trata de una enfermedad priónica hereditaria rara, es decir, con antecedentes familiares. La pérdida de la capacidad para dormir es llamativa y le da el nombre, pero presenta otros muchos síntomas, como son problemas de coordinación, movimientos involuntarios como mioclonías —un tipo de sacudidas— y espasmos, dificultad para hablar y tragar, demencia progresiva y alteraciones del sistema autonómico, que son los que, generalmente, llevan a la muerte y consisten en sudoración excesiva, pérdida del control de la temperatura corporal y aumentos de la frecuencia cardíaca y presión arterial.

En teoría, si no dormimos de forma voluntaria, tomando medidas activas para no hacerlo, sí podríamos morir, pero no se ha descrito ningún caso porque, cuando se ha hecho en experimentación, se finaliza el intento cuando aparecen síntomas potencialmente mortales. Allan Rechtschaffen, pionero en la investigación del sueño en la década de 1980, demostró en experimentación animal que todas las ratas morían tras treinta y dos días de privación total de sueño. Evidentemente, no se puede replicar en humanos y no hay noticia de ninguna persona que haya muerto por no dormir.

El récord mundial de tiempo sin dormir en humanos es de once días y veinticinco minutos, establecido por Randy Gardner en 1963 cuando tenía diecisiete años. El médico William Dement, conocido como el padre del estudio del sueño en la Universidad de Stanford, describió el deterioro progresivo del joven. Los primeros días presentó la dificultad motora, problemas para reconocer objetos, irascibilidad y lapsus de memoria. Los cambios que pueden poner en riesgo la vida, según lo planteado, aparecen a partir del tercer o cuarto. día. Se presentan alucinaciones, delirios y paranoia, a la vez que se producen alteraciones metabólicas, inmunológicas y cardiovasculares graves. Estos hallazgos se han replicado en estudios más recientes con privación total de sueño de unos nueve o diez días.

5.
¿Dormir más los fines de semana compensa la falta de sueño?

Mito

Muchas personas creen que dormir más los fines de semana compensa la falta de sueño acumulada durante la semana laboral, como si el descanso pudiera guardarse o recuperarse a voluntad. Esta idea se ha convertido en una justificación frecuente para reducir horas de sueño de lunes a viernes, con la esperanza de equilibrar la balanza después. El concepto de «sueño reparador de fin de semana» se ha extendido en la cultura popular como una especie de truco sencillo para neutralizar los efectos del cansancio, transmitiendo la impresión de que basta con prolongar las horas en la cama dos días para corregir el déficit de toda la semana.

Verdad

Los riesgos de la privación de sueño los días laborables no desaparecen completamente si los fines de semana duermo todo lo que me pide el cuerpo. Los peligros de esta falta crónica de sueño que se han visto previamente sí disminuyen si se completan los requisitos de sueño con siestas largas o prolongando el tiempo en cama los fines de semana. Por lo que, si es imposible dormir más los días laborables —la única opción buena—, se aconseja tomar estas alternativas.

El problema de los fines de semana es que se cambian también los horarios de sueño, produciéndose un jet lag social que perjudica la salud. Nos quejamos cuando, dos veces al año, nos cambian el horario oficial, pero nos parece que el cuerpo se debe adaptar los fines de semana sin problema, retrasando significativamente los horarios durante una o dos noches para volver rápidamente el domingo por la noche al horario de días laborables. Biológicamente no existe fin de semana y este retraso de horarios de sueño estos días puede tener consecuencias similares a las originadas por la falta de sueño como fatiga diurna, dificultad para concentrarse, mayor irritabilidad, estrés, alteraciones en el apetito con mayor riesgo de obesidad, síndrome metabólico y otros problemas de salud. Al dedicar este tiempo al ocio, generalmente no somos conscientes de lo que le pedimos al organismo.

También hay que tener en cuenta que, si nos despertamos tarde por la mañana, por la noche nos puede costar dormir porque hay menos carga de sueño acumulada a lo largo de la vigilia. Por tanto, va a ser muy probable que el primer día que tengamos que madrugar presentemos falta de sueño. Este fenómeno también se aplica a las siestas, por lo que no deberían ser tardías ni largas —menos de media hora— para no quitar sueño la noche siguiente.

Por ejemplo, si trasnocho de sábado al domingo y el domingo me levanto tarde —y todavía peor, si además aprovecho para dormir esa siesta que el resto de los días no me puedo permitir—, el domingo por la noche resultará muy difícil conciliar el sueño a una hora adecuada a la prevista para levantarse el lunes, por lo que, ese día, iré a trabajar o a clase con falta de descanso. Este problema será aún mayor en personas que internamente tienen un reloj atrasado, aquellas a las que llamamos «búho». La carga extra de sueño nos ayudará a dormirnos temprano el martes, pero, a día de hoy, hay mucha evidencia de las consecuencias negativas de mantener esta costumbre todos los fines de semana.

6.

¿Las siestas son malas o pueden ser beneficiosas?

Mito

Existe la creencia de que, si he dormido mal una noche, resulta beneficioso echarse una siesta para «recuperar el tiempo perdido».

Verdad

La respuesta a la pregunta de si la siesta es mala o buena sería: «depende». Depende de, al menos, tres factores: de la edad de la persona, de la actividad física y mental a lo largo del día y de su duración.

En los niños pequeños, hasta los cinco años de edad, la siesta es obligatoria —hay excepciones a la norma—, dado su patrón de sueño que todavía no ha madurado a uno monofásico y necesitan dormir entre una o tres siestas a lo largo del día, reduciendo las mismas con el paso del tiempo hasta consolidar el sueño nocturno prolongado.

Durante la madurez, la siesta puede mejorar el rendimiento físico y mental por la tarde y, de vez en cuando, puede resultar beneficiosa, pero nunca sustituirá a un sueño nocturno adecuado. Es más, cuando el sueño nocturno no es reparador y la persona padece insomnio, la siesta es incluso contraproducente.

Por último, en los ancianos, dormir la siesta se puede llegar a asociar a presentar un riesgo aumentado de padecer enfermedades neurodegenerativas como párkinson y alzhéimer, sobre todo si llevan vida sedentaria.

La duración de la siesta y la hora a la que se realice determinará si afecta negativamente o no al sueño nocturno. La siesta debe ser breve, de menos de 30 minutos, para que no alcance un sueño profundo y no quite carga de descanso por la noche. Si se llega al sueño profundo, la siesta será larga porque es muy difícil despertarse desde ese momento del sueño y acabará ya en fase REM, tras más de una hora de siesta. Desde sueño profundo nos podemos despertar con estímulos externos intensos, pero tendremos sensación de borrachera y nos costará sentirnos alerta, porque tendremos la sensación de que la siesta nos sienta mal. Las personas con mucha inercia al sueño tras el despertar tendrán también esta sensación de que la siesta «no les cae bien».

Pero ¡ojo!, si por la noche dormimos aparentemente bien, pero durante el día se mantiene una somnolencia excesiva, puede ser la manifestación de un trastorno de sueño, siendo la falta crónica de este y las apneas lo más frecuente. Las personas con insomnio tienen envidia de aquellas que duermen muchas horas durante la noche y con mayor facilidad cuando se lo proponen.

Pero esta facilidad para dormir puede ser síntoma, a su vez, de un trastorno del sueño que haga que este no sea reparador, como, por ejemplo, las apneas. Las consecuencias negativas para la salud de la Apnea Obstructiva del Sueño son graves: accidentes, riesgo cardiovascular y algún tipo de tumor. Y, sin embargo, muchas veces parece una virtud en vez de un problema de sueño. Si alguien se siente identificado con esta facilidad exagerada para dormir y es roncador o roncadora, es importante que consulte con el médico.

7.
Me duermo rápido, pero me despierto mucho. ¿Tengo insomnio?

Mito

Se considera que una persona tiene insomnio únicamente cuando le cuesta mucho conciliar el sueño, pero, si se despierta muchas veces por la noche o muy pronto por la mañana, no lo relacionan con el insomnio.

Verdad

Para diagnosticar insomnio como trastorno del sueño debe haber una queja nocturna de dificultad para dormir, ya sea por dificultad para conciliar el sueño —insomnio de conciliación— o la presencia de despertares nocturnos —insomnio de mantenimiento— o un último despertar precoz, significativamente antes de lo deseado —insomnio de despertar precoz—. Cuando una persona presenta los tres componentes, hablamos de insomnio global. Los niños también pueden tener insomnio, pero lo manifiestan de forma diferente: con resistencia para irse a la cama a la hora apropiada o la necesidad de estar acompañados en ese momento.

Es necesario recalcar la idea de que no existe una duración de sueño en la definición de insomnio. Además, esta alteración del sueño nocturno ha de estar acompañada de una repercusión diurna que puede ser muy variada, desde la preocupación excesiva por el sueño sin ningún otro problema en el funcionamiento diurno, hasta la fatiga o malestar; problemas de atención, concentración o alteración de memoria; cambios de ánimo e irritabilidad; dificultades sociales, ocupacionales o académicas; así como disminución de la motivación, energía e iniciativa; tendencia a los errores y accidentes y, especialmente en los niños, problemas de conducta —hiperactividad, impulsividad, agresiones—.

Se considera extraño que una persona con insomnio refiera somnolencia diurna, ya que suele haber un estado de hiperalerta durante 24 horas. En caso de que la persona con insomnio sufra somnolencia, es frecuente que el especialista en sueño descarte otras patologías como apneas obstructivas del sueño antes de atribuirlo a la privación del mismo. Teniendo en cuenta el requisito de repercusión diurna, se entiende que haya personas que duerman cinco horas y no tengan insomnio, sino bajo requerimiento de sueño, mientras que otras duerman más de siete horas y sí sufran insomnio.

Cuando la dificultad para dormir con repercusión diurna se produce al menos tres veces por semana y dura más de tres meses, consideramos que se trata de un insomnio crónico. Una de las teorías del insomnio más aceptadas actualmente es el de las «3 Ps». Sobre unos factores predisponentes, como son la personalidad perfeccionista, la tendencia a preocuparse en exceso o los antecedentes familiares de insomnio, se produce un factor precipitante, como una preocupación, cambios en hábitos o una enfermedad, y empezamos a dormir mal. En este punto entran en juego factores perpetuantes que, en gran medida, dependen de la manera de adaptarse al problema y son modificables.

Pensar constantemente en el insomnio, aumentar el tiempo en la cama con intención de terminar durmiendo lo suficiente, pretender recuperar el sueño con siestas o el mismo miedo a no dormir, son ejemplos de estos factores perpetuantes. Se puede llegar a tener un condicionamiento a dormir mal en la propia cama, en la propia habitación, y, en cambio, con facilidad a dormir en otros lugares. El momento de ir a descansar pasa de ser uno de los más agradables del día a ser el más temido. Cuando una persona dice que «intenta» dormir, ya nos está dando la pista de uno de los factores perpetuantes. La voluntad nos permite mantenernos despiertos cuando tenemos sueño, pero es imposible dormirnos a voluntad cuando no tenemos sueño. Esa intención de dormir va a generar una activación del sistema de estrés impidiendo el sueño.

Cuando la aparente mala calidad del sueño nocturno no repercute al día siguiente, sin que exista un alto nivel de estrés o la toma de sustancias excitantes que enmascaren la repercusión, no se puede instaurar el diagnóstico de trastorno de insomnio. En estos casos, lo mejor es no preocupar-se, porque el sueño está cumpliendo su función de reparar. Siempre es conveniente valorar la posibilidad de mejorar la higiene de sueño y cambiar hábitos para que la noche no termine siendo origen de insatisfacción o de agobio porque se nos haga larga. Toda medicación para dormir tiene efec-tos secundarios que no parecen asumibles en estas personas sin repercusión diurna de la mala calidad del sueño.

8.
¿El alcohol ayuda
a dormir mejor?

Mito

Existe un mito muy extendido que afirma que el alcohol actúa como un aliado del sueño, ya que, después de beber una copa, uno suele sentir somnolencia y se queda dormido con más facilidad. Según esta creencia popular, un poco de vino, cerveza o licor antes de acostarse serviría como una especie de «inductor natural» del descanso, garantizando un sueño más rápido y profundo. Muchas personas lo consideran incluso una costumbre saludable o un remedio casero eficaz para combatir el insomnio ocasional.

Verdad

La calidad del sueño inducido por alcohol es mala. El alcohol es una sustancia sedante que va a interaccionar con varios neurotransmisores involucrados en el sueño, siendo el «mecanismo gabaérgico» el más importante. La interacción resulta diferente en la administración aguda que, en la crónica, a la larga produce cambios en la regulación de los neurotransmisores, produciéndose fenómenos de tolerancia y dependencia.

Los efectos sobre el sueño de la administración aguda, u ocasional, de alcohol va a depender del momento en el que se tome respecto al inicio del sueño. Aunque en los primeros momentos del sueño la concentración en sangre puede seguir aumentando, especialmente si el alcohol se ha ingerido poco antes de acostarse, el metabolismo de este no se ve afectado por el sueño y siempre producirá el descenso de sus niveles durante el sueño. Por esta razón, su impacto no es el mismo a lo largo del proceso de descanso.

Como sedante, acorta la latencia de sueño y aumenta el sueño profundo —sueño de ondas lentas de fase no REM— de la primera mitad del sueño, a la vez que suprime el REM de ese periodo. La segunda mitad de la noche va a estar fragmentada con aumento de vigilia y sueño muy superficial, llegando a ser responsable de somnolencia diurna. Para la misma concentración sanguínea de alcohol, esta fragmentación de la segunda mitad del sueño, así como la somnolencia diurna, son más altas en mujeres que en hombres, sin diferencias en la primera mitad de la noche.

No hay estudios bien diseñados para poder establecer cómo va cambiando la respuesta del sueño al consumo diario de alcohol antes de dormir, pero parece que conlleva tiempo cambiar los efectos descritos. En algunas personas se produce un círculo vicioso en el que la ingesta de alcohol para dormir se asocia a consumo de cafeína durante el día para combatir la somnolencia, lo que empeora el insomnio y aumenta su práctica como hipnótico. Se ha estimado que más de una de cada diez personas que se automedican para tratar el problema del sueño recurren al alcohol.

Las personas con alcoholismo pueden presentar una alta comorbilidad con el insomnio. Probablemente, esta asociación es de origen multifactorial ya que suelen adquirir malos hábitos de sueño con horarios irregulares y siestas diurnas. En las pruebas de sueño se ha descrito que poseen menos porcentaje de sueño profundo y más presión de la fase REM, lo opuesto a lo descrito en la administración aguda. Esta disminución de sueño profundo es más marcada en hombres que en mujeres, con una baja eficiencia de sueño con frecuentes despertares. Estos cambios se mantienen en las primeras fases de la abstinencia, aunque hay indicios de que tienden a revertirse lentamente, sobre todo en lo que al sueño profundo se refiere.

Hay evidencia de que en el alcoholismo se producen alteraciones en el control del ciclo sueño-vigilia tanto por el sistema homeostático como en el sistema circadiano. La muestra de que el sistema homeostático no funciona correctamente es el hecho de que no responde, o responde en menor medida, a la privación de sueño con aumento del sueño profundo, como sucede en personas sanas. Las alteraciones del sistema circadiano son más controvertidas ya que al estudiar los ritmos de temperatura y de melatonina en el periodo de abstinencia se han encontrado anomalías, pero no siempre en el mismo sentido.

La alteración de la respiración durante el sueño es otro de los efectos negativos del alcohol. Al favorecer la relajación muscular, incluyendo la que mantiene la vía aérea abierta y deprimir el centro respiratorio, facilita la aparición de apneas de sueño, es decir, de pausas de la respiración. No es raro escuchar en consulta que una persona ronca o tiene apneas en las ocasiones en las que ha tomado alcohol por la noche.

9.
¿Tomar café afecta?

Mito

Hay quien supone que tomar café por la tarde inevitablemente afecta, retrasando el sueño y provocando insomnio. Según este mito, basta con una taza de café después de media tarde para que cualquiera quede despierto durante horas, sin importar la cantidad de cafeína o la costumbre personal de consumirla. Se asume, por tanto, que el efecto estimulante del café es universal y uniforme, sin diferencias entre personas.

Verdad

El café, en concreto la cafeína, es un antagonista de los receptores de adenosina, el principal somnógeno, es decir, la sustancia que más participa en la carga de sueño que vamos acumulando a lo largo del día —sistema homeostático—. Por tanto, puede ser de gran ayuda para reducir el efecto negativo de la falta de sueño en las funciones cognitivas. Dependiendo del haplotipo —variante genética— de los receptores de adenosina que presente la persona, su respuesta a la cafeína será diferente. Se estima que un tercio de la población responde con mejora en el rendimiento y en la atención, y con disminución de la somnolencia. Otro tercio de la población responde fundamentalmente con ansiedad, molestias digestivas y otros efectos indeseables; mientras que el tercio restante no nota ningún efecto. Otros factores como la edad de la persona y su metabolismo también van a influir en el efecto que produce.

La cafeína es un estimulante del sistema nervioso central ampliamente consumido a nivel mundial en distintos formatos, siendo el café o el té como mejor se absorbe. El 99% de la cafeína de estos productos llega al torrente sanguíneo entre los treinta a sesenta minutos después de la ingestión, atraviesa las membranas biológicas —incluyendo la barrera hemato-encefálica y la placenta— y bloquea los receptores de adenosina A1 y A2A, controlando procesos encefálicos, como la regulación del sueño, vigilia y varias funciones mentales. Tomarlo en exceso o cerca de la hora de acostarse puede afectar al sueño dificultando su inicio y disminuyendo su cantidad y calidad. Fomenta la vigilia y los microdespertares, fragmentando y disminuyendo el sueño profundo con variaciones dependientes de la cantidad, el horario de la toma, la velocidad en la que se metaboliza, la susceptibilidad genética y la edad de la persona. Aquellas de edad avanzada son más susceptibles que los jóvenes.

La cafeína también actúa en el reloj interno, el sistema circadiano, disminuyendo los niveles de melatonina y alterando los ritmos biológicos. Más en concreto, produce un retraso de fase del reloj central —núcleo supraquiasmático— similar al que origina la luz del día por la tarde-noche. El efecto sobre los relojes periféricos no está claro. Se ha postulado que, si se conocieran mejor los efectos sobre el reloj central, se podría utilizar como coadyuvante en el tratamiento de los trastornos del ritmo circadiano, como, por ejemplo, el jet lag.

Pero, incluso en los casos en los que la cafeína tiene efectos positivos, hay que evitar su abuso, ya que puede generar adicción con síntomas de abstinencia tanto físicos como psíquicos, tales como la cefalea y la fatiga, la irritabilidad, la dificultad para concentrarse y los cambios de humor. De hecho, hay personas con abuso de cafeína que se despiertan en mitad de la noche por síntomas de abstinencia y necesitan tomar café para seguir durmiendo.

La gran pregunta es la cantidad y el horario al que hay que tomar el café —u otras sustancias con cafeína— para tener el efecto deseado sin efectos secundarios. Teniendo en cuenta que hay gran variabilidad, se podría hablar en términos generales que resulta seguro tomar hasta dos o tres cafés al día, y como muy tarde, de seis a ocho horas antes de acostarse. Es muy improbable que un café por la mañana quite el sueño nocturno y, en algunos casos, puede ser una buena ayuda para mejorar el rendimiento por la mañana y primera hora de la tarde.

10.

¿La leche caliente ayuda a dormir mejor? ¿Existen alimentos que realmente inducen el sueño? ¿Cenar tarde empeora el sueño?

Verdad

La leche contiene triptófano, que es un aminoácido precursor de la melatonina y serotonina, por lo que sí puede tener un efecto positivo sobre el sueño.

Se conoce que muchos alimentos pueden afectar positiva o negativamente al sueño, aunque no hay suficiente evidencia para hacer recomendaciones dietéticas orientadas a mejorar la calidad de este. Los estudios epidemiológicos indican un vínculo entre los índices generales de calidad de la dieta y aspectos de la calidad subjetiva del sueño o su continuidad —el momento y la distribución del sueño—, así como el riesgo de trastornos del sueño.

La dieta mediterránea, que se ha definido como un patrón alimentario saludable caracterizado por una alta ingesta de frutos secos y legumbres, cereales, frutas y verduras, incluidas verduras de hoja verde, aceite de oliva virgen extra, pescado/mariscos, una ingesta moderada de vino tinto, productos lácteos, aves y huevos; así como una baja ingesta de dulces y carnes rojas, presenta la guía dietética con la evidencia más sólida que mejorar la calidad del sueño. Asimismo, el consumo de alimentos ultraprocesados está inversamente relacionado con los resultados del sueño. Además, consumir una mayor proporción de la ingesta energética de proteínas y una proporción relativamente menor de carbohidratos y grasas se asocia con una mayor duración del sueño, una menor latencia del sueño y una mayor eficiencia del mismo.

Pero la relación entre la dieta y el sueño es compleja. La privación de sueño produce cambios en los niveles de ciertas hormonas, como la grelina y la leptina, que regulan el apetito. En concreto, la falta de descanso puede llevar a un aumento de la grelina, que incrementa el apetito, y una disminución de la leptina, que reduce la sensación de saciedad, lo que explica que, tras dormir mal, tengamos antojos de alimentos ricos en azúcares y grasas. La falta de sueño puede afectar también a la sensibilidad, a la insulina y los

niveles de azúcar en sangre, lo que contribuye a la necesidad de consumir dulces. En este contexto, estudios pre-
vios han demostrado que una duración de sueño suficiente
y una mejor calidad del sueño se relacionan positivamente
con una mayor ingesta de alimentos saludables y, negativamente, con alimentos ultraprocesados y bebidas azuca-
radas.

Si bien, como se ha comentado, la evidencia científica
para recomendar una dieta concreta es insuficiente, y el
efecto sobre el sueño probablemente no es muy importante,
se recomienda ingerir alimentos ricos en triptófano —precursor de melatonina y serotonina— por la tarde y noche,
como pavo, pollo, pescado azul —como salmón y atún—,
huevos, lácteos, plátanos, aguacate, ciruelas, frutos secos
como las nueces, y cereales integrales, así como hidratos de
carbono de absorción lenta, como la miel en pequeña cantidad y el pan integral.

Por el contrario, por la tarde y por la noche hay que
evitar los alimentos ricos en aminoácidos tirosina y fenila-
lanina, ya que interfieren con la producción de melatonina,
como la carne roja, los huevos y el jamón, y también los
alimentos ricos en vitamina C, como el kiwi o las naran-
jas. Hay que moderar el consumo de bebidas ricas en meti-
lxantinas, como el café, el té o el chocolate, y los alimentos
con alto contenido en aminas biógenas —tiamina e hista-
mina—, como quesos curados, pescados y vino. Además,
siempre hay que tener en consideración la susceptibilidad

individual de cada persona evitando los alimentos que producen flatulencia, acidez o reflujo.

La recomendación incluida en las medidas de higiene de sueño es cenar ligero y, al menos, dos horas antes de acostarse, dado que el cuerpo no es capaz de hacer la digestión y dormir simultáneamente, llevando a cabo adecuadamente ambos procesos. Hay que evitar realizar cenas copiosas o con alimentos pesados, picantes o azucarados cuatro horas antes de acostarse. A la cama hay que ir con la digestión hecha, pero sin hambre, siendo aceptable tomar un refrigerio antes de ir a la cama, como, por ejemplo, un vaso de leche.

11.
¿Los somníferos son la única solución para el insomnio?

Mito

Existe un mito muy arraigado que sostiene que el insomnio solo puede resolverse tomando pastillas para dormir. Tanto es así, que hay personas que evitan consultar con un médico su problema con el sueño, ya que piensan que el único remedio son las pastillas. Según esta creencia, quienes tienen problemas de sueño están «condenados» a depender de un fármaco cada noche y, sin él, sería imposible conciliar el sueño o mantenerlo.

Verdad

En la sociedad actual hay un abuso de somníferos, especialmente del grupo de benzodiazepinas. La medicación para dormir tiene sus indicaciones, pero es fundamentalmente para el insomnio agudo. La mayoría no se deben tomar más de tres o cuatro semanas, pero hay muchísimas personas que se medican durante años. El problema es que son difíciles de abandonar por su efecto adictivo. Resulta habitual que acudan a las unidades de sueño personas con insomnio que están durmiendo muy mal a pesar de tomar una combinación de pastillas que se han ido añadiendo a lo largo de los años. Con el paso del tiempo se produce una habituación y van perdiendo su efecto inicial, pero no las pueden suspender porque dejan de dormir del todo con un alto grado de ansiedad. La buena noticia es que no es imposible suspenderlas, pero sí hay que hacerlo lentamente bajo supervisión del especialista.

En la actualidad, todas las sociedades de medicina del sueño están de acuerdo en que, en el insomnio crónico, aquel que dura más de tres meses y aparece al menos tres noches por semana, el tratamiento de primera elección es el no farmacológico, la terapia cognitivo-conductual. Sin embargo, existe un gran problema de accesibilidad a este tipo de tratamiento que aplican psicólogos con formación específica. Se puede administrar de forma grupal con muy buenos resultados, incluso existen Apps —ninguna que sepamos en español— que han mostrado resultados aceptables. Está formada por varios componentes, como son la terapia de restricción de sueño, terapia de control de estímulos, técnicas de relajación y terapia cognitiva orientada a corregir falsas creencias que tienden a perpetuar el insomnio.

Algunas pinceladas para explicar la terapia de restricción de sueño definen que esta reduce el tiempo en la cama para ajustarlo al tiempo de sueño del paciente calculado habitualmente por calendario de sueño de una o dos semanas. Se fijan unos horarios en la cama que se deben mantener a lo largo de la semana, independientemente de lo dormido. También se utiliza el sistema homeostático, el hambre de sueño, para reeducarlo. Consiste en que recuperemos un correcto patrón de sueño que se mantendrá en las sucesivas semanas, mientras se aumenta progresivamente el tiempo en cama hasta que ya no haya restricción. ¿Realmente el cerebro puede aprender un patrón de sueño? Pues sí. Es lo que les ocurre a aquellos padres que, tras sufrir múltiples despertares para atender a un bebé, mantienen ese sueño fragmentado incluso cuando el niño se ha independizado. No es raro que, al preguntar a una mujer con insomnio sobre cuándo empezó a dormir mal, se retrotraiga a su primer hijo. Habitualmente, son personas con susceptibilidad genética para padecer insomnio.

La terapia de control de estímulos, por su parte, se orienta a quitar el condicionamiento de desvelarnos en cuanto nos acostamos, aunque en el sofá estuviéramos prácticamente dormidos. Es importante cuidar el entorno en el que dormimos en cuanto a silencio, oscuridad y temperatura. Nos iremos a dormir solo cuando nos sintamos somnolientos y nos levantaremos si no nos hemos dormido en diez o quince minutos. Nos volveremos a relajar hasta sentirnos somnolientos para volver a acostarnos y repetiremos esta táctica todas las veces que sean necesarias hasta que nos durmamos al poco de acostarnos. Es una terapia por lo que, si nos funciona, cada vez será más fácil quedarnos dormidos al poco de acostarnos. Otro método utilizado para reducir la tensión, la ansiedad que ocasiona el momento de dormir, es la intención paradójica, es decir, acostarse con intención de no dormir.

Las técnicas de relajación de forma independiente no suelen mostrar mucha eficacia, pero es un complemento importante. No se deben poner en práctica una vez acostados, sino a lo largo del día, para que no nos alteremos. Si nos sentimos intranquilos en la cama, es mejor levantarse y relajarse fuera de ella. Aunque no es una terapia de relajación propiamente dicha, el *mindfulness* es el que más efecto ha mostrado en los estudios realizados. La terapia de relajación muscular progresiva también ha mostrado eficacia. Los estudios sobre el yoga y otras técnicas de relajación han mostrado resultados más inconsistentes.

En resumen, hay muchas creencias respecto al sueño que son falsas o no del todo correctas y que nos dificultan dormir. En ocasiones, las mismas expectativas sobre el sueño van a hacer que estemos descontentos a pesar de que, objetivamente, es normal. Por ejemplo, hay personas que consideran que lo habitual es dormirse en menos de cinco minutos, pero lo normal en jóvenes es una latencia de hasta veinte minutos, llegando a treinta minutos según nos vamos haciendo mayores.

También es frecuente que consideremos como sueño de calidad el que mantenemos hasta el primer despertar cuando la realidad es que tener uno o dos despertares breves, de menos de quince minutos, sin que afecte a la duración de sueño que es el total de la noche. De hecho, si nos despertamos tras cuatro o cinco horas de sueño, que incluye los ciclos con sueño profundo, lo normal es no entrar más en este. A partir de ese momento predomina la fase REM, que es más activa. Otros ejemplos de pensamientos que no son adecuados y afectan negativamente son que, si una noche no consigo dormir lo necesario, necesito recuperar el descanso a través de una siesta al día siguiente o durmiendo más a la siguiente noche. Se suma, a su vez, la preocupación por tener una crisis nerviosa si estoy una o dos noches sin dormir o de perder el control sobre la capacidad de dormir o achacar todo lo malo a la falta de sueño.

Las medidas de higiene de sueño son un punto de partida, pero solo resultan eficaces en casos de insomnio leve. Muchas personas con insomnio se sienten frustradas cuando no mejoran al aplicar las medidas estrictamente. La personalidad más proclive al insomnio es la anancástica, la perfeccionista, y es que, cuando se aplican unas medidas muy precisas orientadas a conseguir un sueño perfecto conseguimos lo contrario: aumentar el estrés y desvelarnos. Podríamos equiparar las medidas de higiene de sueño al cuidado de la dieta y ejercicio en la hipercolesterolemia, siempre hay que hacerlo, pero, cuando los niveles de colesterol son altos, se debe completar con un fármaco que sería la terapia cognitivo-conductual en el insomnio. Este abordaje no farmacológico del insomnio no es eficaz en el 100% de los casos. Desde hace pocos años, se dispone de un fármaco nuevo para el insomnio que lo aborda tratando el estado de hiperalerta que presentan muchos pacientes con insomnio. Este fármaco tiene la ventaja de no producir tolerancia ni adicción y es específico para el insomnio.

12.

Si no puedo dormir, ¿debo quedarme en la cama hasta que me duerma?

Mito

Existe una suposición que afirma que, ante la dificultad para dormir bien y el insomnio, lo más recomendable cuando uno se desvela es quedarse en la cama. Suelen decir que así, por lo menos, «los músculos descansan» e intentan volver a conciliar el sueño, aunque se pasen horas despiertos en la cama sin pegar ojo.

Verdad

Lo ideal sería irse a la cama cuando nos encontramos relajados y somnolientos, es decir, con intención de dormir. No es recomendable que en ese momento escuchemos la radio, veamos la televisión, leamos o, peor aún, utilicemos dispositivos electrónicos hasta que nos sintamos somnolientos. Estas actividades, excepto el uso de dispositivos electrónicos, son aceptables si sentimos sueño a los cinco o quince minutos, ya que se pueden considerar parte de la rutina de antes de irse a la cama y es posible que, si se deja de hacer, padezcamos problemas para conciliar el sueño. En

estos casos, la radio o la televisión deberían tener programado el apagado automático porque, si no, penden de un
despertar para apagarlos. Es muy importante que el vínculo
entre la cama y el sueño en nuestra mente sea muy fuerte.

Si al acostarme me desvelo a pesar de ir con sueño, e incluso a lo largo de la noche, lo recomendado es levantarse a
un lugar cómodo y hacer algo que nos resulte relajante hasta sentirse somnoliento nuevamente. A veces es difícil en-
contrar la actividad idónea porque nos tiene que entretener
y desconectarnos del sueño, pero tampoco nos puede activar física y/o mentalmente y desvelarnos completamente.
No es momento para las novelas de acción, de estudiar o
trabajar. El sueño no es cansancio, es más parecido al abu-
rrimiento. Si hago algo que me cansa para poder dormir, tal
vez consiga conciliar el sueño, pero me despertaré desve-
lado en cuanto acabe con la carga de sueño —posiblemen-
te, pasadas tres o cuatro horas— y deba seguir durmiendo,
solo por el sistema circadiano.

Si me levanto y «aprovecho» para trabajar o adelantar
tareas del día siguiente, el mensaje subconsciente a mi cerebro es que, ya que no hay que dormir, le interrumpimos
la preparación al sueño. Aprovechar es relajarse. De hecho,
si por ritmo circadiano es momento de sueño, si me estoy
relajando, por ejemplo, en un sofá, muchas de las funciones
corporales de recuperación y reparación estarán activas;
pero si me pongo en movimiento y me activo voluntaria-
mente, se detendrán.

13.

¿Las aplicaciones para medir el sueño son fiables?

Mito

Estos últimos años, las aplicaciones relacionadas con la salud del sueño han ido en aumento y hay pacientes que acuden a consulta porque: «la aplicación del reloj me dice que no tengo sueño profundo y estoy preocupado».

Verdad

En la actualidad hay muchos dispositivos que rastrean nuestro sueño y su calidad. Algunos de ellos están diseñados para detectar patologías, especialmente las apneas obstructivas del sueño y las arritmias. Existen dispositivos en contacto con el cuerpo —por ejemplo, relojes y anillos—, pero otros lo hacen a cierta distancia, como en la mesilla de noche. Sin querer generalizar, pues ninguna detecta el sueño con fiabilidad suficiente como para darle un uso clínico. De hecho, estos dispositivos se han entrenado principalmente con datos de adultos sanos, dentro de un rango de edad limitado, mientras que la fidelidad de la medición, así como los valores de las mediciones de sueño inferidas, se ven afectados por la edad, la obesidad, la salud física y mental, el sueño deficiente, la medicación y el consumo de sustancias.

A día de hoy, la ciencia describe el sueño según la actividad cerebral, movimiento ocular y actividad muscular, al contrario que los dispositivos, que utilizan otras mediciones, como son el movimiento —actigrafía—, la temperatura corporal, signos de función autonómica, etc. Cada dispositivo emplea distintos sensores, diferentes algoritmos de análisis —la mayoría desarrollados con inteligencia artificial— y diferentes métricas, por lo que no pueden ser comparados fácilmente entre sí. El uso extenso de los diversos dispositivos ha permitido disponer de información de millones de usuarios, por lo tanto, la astigrafía está proporcionando conocimiento interesante sobre hábitos y características del sueño de diversas poblaciones, pero su uso a nivel individual es más controvertido.

La Sociedad Mundial de Medicina del Sueño recomienda su empleo para el autoconocimiento en personas sanas en lo que se refiere a tener en cuenta la duración media del sueño de toda una semana, valorando tendencias... También aconseja no basarse en la información de una noche particular y avisa del riesgo de entrar en competiciones de las puntuaciones del sueño que generan algunos dispositivos. No resulta útil, por ejemplo, en personas con insomnio, porque fallan en la diferenciación entre vigilia y sueño cuando se permanece tranquilo y quieto en la cama.

Asimismo, recuerda que no existe una recomendación de horas de sueño basada en estas mediciones. Las directrices actuales de la Fundación Nacional del Sueño de EE. UU. sobre la duración del sueño se derivan de una combinación de datos de «tiempo en la cama» y «tiempo total de sueño», a menudo autodeclarados, con mayor ponderación en lo primero. Establece que el trabajo sistemático en adolescentes con actigrafía —detección de movimiento— indica que la duración del sueño, determinada de manera objetiva, es sustancialmente menor que la evaluada mediante cuestionarios. Saber si lo que dormimos es suficiente dependerá de la percepción de descanso y de lo que sucede cuando aumentamos el tiempo en cama, si dormimos significativamente más o no...

A veces nos sentimos cansados y necesitamos tomar varios cafés al día, pero, hasta que vemos la información que proporciona el dispositivo, no somos conscientes de que no le dedicamos el tiempo suficiente al sueño, que dormimos poco y que esa es la causa de nuestro cansancio. Al aumentar el tiempo en la cama de forma constante, podremos ver la tendencia a aumentar la duración del sueño y la mejora en el descanso. Debemos analizar como un aliciente para mejorar y mantener los buenos hábitos. Valorar la información semanal también nos ayudará a detectar las diferencias de nuestros hábitos entre días laborables y festivos. Se recomienda no hacer caso a la información que proporcionan de cada fase de sueño, debido a que la detección no es precisa y tampoco hay directrices para saber qué hacer con esa información.

Para aquellas personas cuyo seguimiento del sueño contribuye a la ansiedad relacionada con este —es decir, presentan ortosomnia—, se recomienda considerar la posibilidad de interrumpir el seguimiento del sueño o suspenderlo. En algunos casos, la explicación por parte del experto de lo que corresponde a cada métrica puede ayudar a disminuir la ansiedad por la información que aporta el dispositivo.

Cuando un dispositivo nos avisa de la posibilidad de presentar apneas del sueño o una arritmia, deberemos acudir al especialista correspondiente para que valore la situación y haga las pruebas oportunas para confirmar el diagnóstico. Sin embargo, cuando tengamos un sueño no reparador, somnolencia diurna u otro síntoma o signo de patología del sueño deberemos acudir al médico a pesar de que el dispositivo no detecte ninguna patología.

14.
¿Dormir con ruido de fondo (TV, podcast, música) mejora el descanso?

Mito

Hay quien piensa que dormir con la televisión encendida, escuchando música suave o dejando un podcast de fondo ayuda a descansar mejor. Según este mito, el ruido constante funciona como un «acompañante nocturno» que calma la mente, evita pensamientos intrusivos y garantiza un sueño más profundo y reparador, como si el sonido de fondo fuese un requisito para dormir bien.

Verdad

Nuestro cerebro no desconecta completamente del entorno cuando dormimos, aunque exista una región, el tálamo, que va a filtrar la información de los sentidos que lleva a la corteza cerebral para activarla. El cerebro está especialmente atento a los contrastes, respondiendo fundamentalmente a cambios de volumen de un sonido o de iluminación. Por tanto, el sueño de mejor calidad es el que se produce en completa oscuridad y silencio, cuando los órganos de los sentidos también se encuentran en reposo y no transmiten información.

Los ruidos blancos que son sonidos que contienen todas las frecuencias audibles por el oído humano con la misma intensidad, y que suenan de manera constante y uniforme, pueden utilizarse para enmascarar a otros sonidos, como, por ejemplo, los acúfenos, y pueden ayudar a algunas personas a dormir mejor. No hay una evidencia científica para poder extender el uso de este tipo de uso a la población general y existe una gran variabilidad interindividual en su eficacia para dormir mejor.

Hay personas con insomnio que aseguran que, al irse a dormir, tienen pensamientos recurrentes y no deseados que les impide conciliar el sueño. La dificultad para dormir se intensifica cuando la mente está atrapada en preocupaciones, generando un círculo vicioso de falta de sueño que produce ansiedad. Muchos de ellos aseguran que escuchar la radio, podcasts, ver la tele u otra actividad que les distraiga de sus pensamientos les ayuda para quedarse dormidos. El consejo en estos casos es que el dispositivo esté programado para apagarse automáticamente en el plazo de tiempo que calculan que tardan en conciliar el sueño. Una vez dormidos, los cambios en las características del sonido —incluso en ocasiones el que desaparezca súbitamente— les generará despertares, lo que lleva a un sueño de peor calidad.

15.
¿El uso del móvil antes de dormir afecta al sueño? ¿El «modo noche» del móvil reduce el impacto en el sueño?

Mito

Seguro que alguna vez has escuchado que usar el móvil antes de dormir puede perjudicar el sueño. Se dice que mirar el teléfono en la cama, ya sea para leer mensajes, revisar redes sociales o ver vídeos, afecta de manera inevitable al descanso. Conforme a este mito, la luz de la pantalla y la estimulación mental impiden conciliar el sueño, provocan insomnio y reducen la calidad del descanso en cualquier persona, sin importar el tiempo ni la forma en que se use el dispositivo.

Verdad

Las nuevas tecnologías han sido el gran avance del siglo y las pantallas, en concreto, han transformado nuestra vida, permitiéndonos estar conectados en todo momento, acceder a información al instante y entretenernos sin límites. Después de un día agotador, cuando finalmente conseguimos un momento de calma, es casi inevitable coger el móvil, tumbarnos en la cama y dejarnos llevar por el flujo de noticias, redes sociales o vídeos. Parece un hábito inofensivo, pero la ciencia nos dice lo contrario: el uso del móvil antes de dormir interfiere en la calidad de nuestro descanso. Una de las causas es la asociación que hacemos entre la cama y la actividad. La recomendación de los expertos en sueño es clara: la cama debe usarse exclusivamente para dormir. Sin embargo, cuando la convertimos en un espacio de distracción, nuestro cerebro deja de vincularla con el descanso. Si cada noche nos acostamos y dedicamos tiempo a mirar el móvil, leer correos o revisar redes sociales, terminamos generando un hábito que dificulta desconectar cuando realmente queremos dormir.

Pero esto no es lo único. La luz de las pantallas también juega un papel crucial. Nuestro organismo funciona con un reloj biológico interno que regula la producción de melatonina, la hormona que nos ayuda a conciliar el sueño. Esta se libera cuando oscurece, preparándonos para el descanso. Sin embargo, la luz azul que emiten los dispositivos electrónicos interfiere en este proceso. Al exponernos a ella en la noche, nuestro cerebro interpreta que aún es de día y retrasa la producción de melatonina, dificultando el inicio del sueño y alterando su calidad. No todas las luces tienen el mismo impacto: las de onda corta, como la azul y la blanca, son las más perjudiciales, mientras que las luces cálidas o rojizas afectan en menor medida.

El «modo noche» de los teléfonos móviles es una función diseñada para reducir la cantidad de luz azul emitida por la pantalla, con el objetivo de minimizar su impacto en la producción de melatonina y, por lo tanto, en la calidad del sueño. La teoría detrás de esta opción es que, al cambiar el tono de la pantalla hacia colores más cálidos —amarillos o anaranjados—, la inhibición de la melatonina será menor y el cerebro recibirá menos estímulos que lo mantengan en estado de vigilia. Sin embargo, aunque el modo noche puede ser una ayuda, su efectividad no es absoluta. Estudios recientes han demostrado que, si bien la reducción de la luz azul puede disminuir ligeramente la supresión de melatonina, no elimina por completo los efectos negativos del uso del móvil antes de dormir. Hay varios factores que siguen afectando al sueño, incluso con el filtro nocturno activado.

A esto se suma el efecto del «scroll infinito», ese mecanismo de búsqueda constante que mantiene nuestro cerebro en alerta. Las redes sociales y las plataformas digitales están diseñadas para captar nuestra atención de forma prolongada, activando neurotransmisores como la dopamina, que generan placer y nos mantienen enganchados. El problema es que este estado de hiperactividad mental no se detiene inmediatamente cuando apagamos la pantalla. Nuestro cerebro sigue procesando información, lo que dificulta la desconexión necesaria para entrar en una fase de descanso profundo. Además, el contenido que consumimos también influye en nuestra capacidad de relajarnos. No es lo mismo leer un libro con un ritmo pausado que sumergirse en una avalancha de noticias impactantes o debates en redes sociales. Lo que vemos antes de dormir puede generar ansiedad, preocupación o excitación, activando aún más nuestro sistema nervioso y afectando a nuestro descanso.

Este fenómeno no es un problema aislado. La Organización Mundial de la Salud ha alertado sobre el impacto del uso excesivo de la tecnología en nuestra salud, tanto mental como física, y han reconocido que el abuso de pantallas a cualquier hora del día está relacionado con alteraciones del sueño, comparables a los efectos que tienen algunas sustancias sobre el sistema nervioso. Se han identificado cambios en los sistemas gabaérgicos y glutamatérgicos, en el equilibrio entre serotonina y dopamina, en la plasticidad neuronal y en el metabolismo de la melatonina y la vitamina D. Todo esto contribuye a un estado de activación constante que impide la relajación necesaria para dormir bien.

A pesar de ello, no significa que debamos eliminar por completo el uso de dispositivos electrónicos. La clave reside en un consumo consciente y equilibrado. Es importante reconocer que el abuso de la tecnología puede afectarnos tanto como cualquier otro exceso y establecer límites para reducir su impacto en nuestro descanso. Si vamos a utilizar pantallas antes de dormir, es preferible optar por contenido relajante y evitar estímulos que alteren nuestras emociones. También es recomendable desconectarnos al menos entre treinta y sesenta minutos antes de acostarnos, permitiendo que el cerebro entre en un estado de relajación progresiva. Además, podemos reducir la intensidad de la luz de la pantalla usando filtros de luz cálida o el modo nocturno. Y, sobre todo, evitar el uso del móvil en la cama, optando por emplearlo en otro espacio para mantener la asociación entre la cama y el descanso.

El sueño es un pilar fundamental de nuestra salud, y la forma en que usamos la tecnología influye directamente en su calidad. En un mundo donde las pantallas están presentes en cada aspecto de nuestra vida, es esencial aprender a gestionarlas con inteligencia. Dormir bien no es solo cuestión de tiempo, sino también de hábitos. Y, si queremos despertar cada día con más energía y bienestar, empezar por pequeñas decisiones, como alejarnos del móvil antes de dormir, puede marcar una gran diferencia.

16.

¿Las mantas con peso mejoran el sueño?

Mito

Recientemente se ha hablado en redes sociales, y en otros medios de comunicación, sobre la mejora del sueño con mantas que ejercen un peso sobre el cuerpo, lo que ayudaría a reducir el estrés, disminuyen el cortisol y, por tanto, aumentan la calidad del sueño.

Verdad

Las mantas con peso han ganado popularidad como intervención no farmacológica para el insomnio y algunos estudios preliminares han sugerido beneficios potenciales. Este tipo de mantas, también conocidas como mantas ponderadas, se han utilizado inicialmente en contextos de salud mental y neurodesarrollo, particularmente en personas con trastornos del espectro autista o trastorno por déficit de atención e hiperactividad. También han sido objeto de interés en población adulta con insomnio primario o secundario.

En un ensayo clínico aleatorizado publicado en *Journal of Clinical Sleep Medicine* —revista americana que estudia los avances en medicina del sueño— evaluaron el efecto de una manta con peso —de entre 6 a 8 kg— en 120 pacientes adultos con insomnio crónico. Los participantes que utilizaron la manta durante cuatro semanas consiguieron una mejoría significativa en múltiples parámetros del sueño, incluyendo una mayor eficiencia del sueño, menor latencia para conciliarlo, menos despertares nocturnos y una mejor calidad del sueño global. Además, los autores contaron un aumento en la proporción de pacientes que alcanzaban una mejoría clínicamente significativa en escalas estandarizadas de repercusión en la vida diaria, en comparación con el grupo control que utilizó una manta más ligera.

La base fisiológica de estos efectos se relaciona con la denominada «estimulación por presión profunda o *deep pressure stimulation*», un tipo de estímulo táctil uniforme que se ha demostrado que induce una respuesta calmante del sistema nervioso autónomo. Esta presión, distribuida equitativamente sobre el cuerpo, activa el sistema nervioso parasimpático, responsable de funciones de descanso y recuperación, y, simultáneamente, atenúa la actividad del sistema simpático, implicado en la respuesta al estrés. Se ha sugerido que este tipo de estimulación favorece la liberación de neurotransmisores como la serotonina y la dopamina, así como de la melatonina, todos ellos implicados en la regulación del estado de ánimo y el ciclo sueño-vigilia.

Respecto al peso recomendado, la mayoría de expertos y fabricantes sugieren que la manta debe equivaler aproximadamente al 10 % del peso corporal del usuario. En adultos, esto suele traducirse en mantas de entre 5 y 10 kilogramos. No obstante, algunos estudios han utilizado rangos más amplios —entre el 7 % y el 12 %— sin reportar efectos adversos significativos. La selección del peso debe adaptarse a las características del paciente, considerando factores como movilidad, fuerza física y presencia de enfermedades respiratorias o musculoesqueléticas; si bien en personas sanas no se han descrito efectos perjudiciales relevantes.

Es importante enfatizar que, a pesar de estos resultados alentadores, la evidencia actual sobre el uso de mantas con peso para tratar el insomnio sigue siendo limitada. Muchos estudios disponibles analizan poblaciones muy pequeñas con poco seguimiento a largo plazo. Además, la mayoría de los datos provienen de poblaciones seleccionadas, lo que limita su generalización. Por tanto, no es posible recomendar su uso como tratamiento de primera línea para el insomnio, especialmente en ausencia de estrategias con mayor respaldo empírico.

Dicho esto, dado que las mantas con peso no parecen asociarse a efectos adversos significativos en la población general y cabe la posibilidad de que mejoren los parámetros del sueño y reduzcan la ansiedad, su uso podría considerarse como una medida complementaria segura en pacientes con insomnio, en concreto, si se encuentra asociado a factores de ansiedad, estrés o hiperactivación fisiológica. En estos casos, podrían integrarse como parte de un abordaje multidisciplinar que incluya otras terapias no farmacológicas con eficacia probada, como la terapia cognitivo-conductual para el insomnio —TCC-I—, la mejora de la higiene del sueño, la restricción del tiempo en cama, el control de estímulos y las técnicas de relajación progresiva o mindfulness.

En conclusión, las mantas con peso representan una herramienta emergente con una base fisiológica plausible y algunos datos preliminares prometedores en el tratamiento del insomnio. Aunque se necesita más investigación para establecer su eficacia a largo plazo, su perfil de seguridad favorable permite considerar su uso como complemento a las intervenciones no farmacológicas convencionales, siempre en el contexto de una evaluación individualizada y basada en la evidencia.

17.
¿Puedo hacer ejercicio por la noche?

Mito

Se dice que hacer ejercicio por la noche es mala idea. Que, si se entrena tarde, se activa tanto el cuerpo que no se duerme bien. Según esta creencia, lo mejor sería dejar las zapatillas aparcadas en cuanto cae el sol y evitar cualquier esfuerzo físico antes de acostarse.

Verdad

Durante años se ha repetido como un mantra: «no hagas ejercicio por la noche si quieres dormir bien». En muchos círculos todavía se escucha que entrenar tarde activa tanto el cuerpo que costará conciliar el sueño, como si una caminata nocturna pudiera convertirte en una especie de «gremlin» hiperactivo. Pero, como ocurre con muchos mitos, la ciencia tiene algo más que decir… y no siempre coincide con lo que solemos creer.

Primero, hay que entender qué le pasa al cuerpo cuando hacemos ejercicio. Aumenta la frecuencia cardíaca, se eleva la temperatura corporal, se liberan endorfinas y otras

sustancias que nos activan y nos hacen sentir bien. Todo
esto tiene sentido: el cuerpo se pone en marcha y se carga de
adrenalina para realizar ejercicio físico intenso y aquí viene
la clave: no todo el ejercicio es igual. No es lo mismo salir a
correr una media maratón a las once de la noche que hacer
una sesión suave de yoga, una caminata tranquila o un rato
de estiramientos. Y no todos los cuerpos responden igual:
algunas personas son sensibles a la activación física y otras
encuentran en el movimiento una forma eficaz de relajarse. Por eso, el tipo, la duración y la intensidad del ejercicio
marcan la diferencia.

La evidencia actual apunta a que el ejercicio de intensidad leve a moderada por la noche no solo no perjudica el
sueño, en muchos casos lo mejora. Actividades como caminar, pedalear suave en una bici estática, hacer pilates, yoga
o incluso una rutina corta de fuerza sin llegar al agotamien-
to pueden ayudarte a soltar tensiones acumuladas, desconectar de las preocupaciones del día y preparar el cuerpo
—y la cabeza— para descansar.

¿Y qué dice la ciencia? Pues estudios recientes, incluidos
algunos publicados en revistas especializadas como *Sports
Medicine*, han analizado la repercusión que tiene el ejercicio
nocturno sobre calidad del sueño. ¿La conclusión general?
El ejercicio por la noche no interfiere con el sueño, siempre
que no sea extenuante y que se termine al menos una hora
antes de ir a la cama. En realidad, para muchas personas
puede mejorar la eficiencia del sueño y favorecer una mayor proporción de sueño profundo.

Después del ejercicio leve o moderado, el cuerpo inicia un proceso de «desactivación»: baja la temperatura, disminuye el ritmo cardíaco y se activa el sistema parasimpático, que es como el freno natural del organismo. Además, se liberan neurotransmisores como la serotonina que, más tarde, se transforma en melatonina, la hormona que regula el ciclo sueño-vigilia. Es decir, el ejercicio puede funcionar como una especie de ritual de transición del modo «día activo» al modo «noche tranquila».

Pero, claro, si haces ejercicio moderado-intenso, la historia cambia. Un entrenamiento de alta intensidad, como HIIT, crossfit o una carrera rápida justo antes de meterte en la cama, puede mantenerte en un estado de alerta física y mental que dificulte el inicio del sueño. No es que esté prohibido, pero resulta poco recomendable si se haces muy tarde. Tu cuerpo necesitará más tiempo para bajar revoluciones, enfriarse y entrar en modo descanso.

Y no olvidemos que el ejercicio nocturno también presenta ventajas prácticas. Para muchas personas, la noche es el único momento libre del día. Si tienes que elegir entre no hacer nada o moverte un poco después de cenar, elige lo segundo. El sedentarismo afecta mucho más al sueño que una caminata vespertina. De hecho, hay personas con insomnio leve que mejoran su descanso precisamente gracias a una rutina relajante antes de dormir.

En resumen, moverse por la noche no es enemigo del sueño, siempre que lo hagas con sensatez. Evita el cardio intenso a última hora, pero no renuncies al placer de estirarte, caminar o entrenar suave si es el rato que mejor te encaja. Dormir no se trata de caer rendido, sino de llegar al descanso en buenas condiciones. El ejercicio puede convertirse, si se hace bien, en tu mejor aliado.

18.
¿Roncar fuerte es normal o un problema?

Mito

Seguro que has oído mil veces que roncar fuerte es «normal». Que es algo que ocurre cuando se duerme profundamente, se está muy cansado o, por supuesto, que «los hombres siempre roncan».

Verdad

La realidad es que roncar fuerte puede ser mucho más que un simple ruido nocturno. El ronquido se produce porque el aire tiene dificultades para pasar por la garganta, haciendo vibrar los tejidos blandos mientras dormimos. Esa vibración genera el sonido, pero también puede ser un aviso de que algo no va bien.

Ahora bien, no todo ronquido es peligroso ni significa que haya un problema grave. Muchas personas roncan de forma ocasional sin que eso tenga ninguna consecuencia para su salud: es común que aparezca cuando estamos resfriados, después de tomar alcohol, al dormir boca arriba o tras un día especialmente agotador. En estos casos, el ronquido es pasajero y no suele asociarse con ningún trastorno del sueño. También hay quien ronca cada noche, pero respira de forma continua y tiene un sueño reparador; en estos casos, aunque el sonido sea molesto para los demás, el ronquido no implica necesariamente enfermedad.

El problema surge cuando los ronquidos son frecuentes, intensos y van acompañados de otros síntomas: pausas al respirar, despertares con sensación de ahogo, sudoración nocturna abundante, somnolencia excesiva durante el día, dolor de cabeza al despertar o dificultad para concentrarse. Estos signos pueden indicar la presencia de apnea obstructiva del sueño —AOS—, un trastorno en el que la vía aérea se colapsa repetidamente durante la noche. La AOS fragmenta el sueño y puede tener consecuencias serias a largo plazo: hipertensión, problemas cardiovasculares, deterioro cognitivo y un mayor riesgo de accidentes de tráfico por somnolencia.

La clave reside en diferenciar el ronquido benigno del que es una alerta. Si, además, hay factores de riesgo, como obesidad, cuello ancho, hipertensión o diabetes, la probabilidad de que los ronquidos sean una señal de apnea aumenta.

La buena noticia es que hay soluciones. Desde medidas simples, como bajar de peso, evitar alcohol y sedantes o dormir de lado, hasta tratamientos específicos, como el CPAP —una máquina que mantiene la oxigenación durante la noche—.

Se concluye que roncar fuerte puede ser normal en algunos casos, pero no siempre debe tomarse a la ligera. Si los ronquidos son persistentes y se acompañan de pausas respiratorias o somnolencia diurna, conviene consultar con un especialista en sueño.

19.
¿La apnea del sueño solo afecta a personas con obesidad?

Mito

La apnea del sueño se asocia casi siempre con el exceso de peso. Existe la idea generalizada de que solo las personas con obesidad pueden padecerla, como si fuese exclusiva de quien presenta sobrepeso.

Verdad

Es habitual escuchar comentarios como «yo no puedo tener apnea, soy delgado» o asumir que solo quienes tienen «cuello ancho» y acumulan grasa alrededor de la garganta sufren este trastorno. La idea está tan extendida que muchas personas con peso normal ni siquiera consideran que los ronquidos, o el cansancio durante el día, puedan deberse a un problema respiratorio nocturno.

Es cierto que la obesidad es uno de los principales factores de riesgo para desarrollar apnea obstructiva del sueño —AOS—. El exceso de grasa en la zona del cuello puede estrechar las vías respiratorias y favorecer su colapso cuando los músculos de la garganta se relajan durante el sueño.

No en vano, se calcula que entre el 60 % y el 70 % de los pacientes diagnosticados con AOS tienen sobrepeso u obesidad. En estos casos, la pérdida de peso puede ser una de las intervenciones más eficaces: los estudios muestran que perder tan solo un 5–10 % del peso corporal puede reducir de manera significativa el número de pausas respiratorias por hora de sueño —índice de apnea-hipopnea o IAH— y mejorar tanto los ronquidos como la calidad del descanso. De hecho, se ha estimado que cada kilo perdido puede disminuir el IAH en aproximadamente 0,5 a 0,7 eventos por hora y, cuando la pérdida alcanza el 15–20 % del peso corporal, algunos pacientes logran incluso la remisión completa de la apnea.

Sin embargo, no es una enfermedad exclusiva de personas con exceso de peso. Alrededor de un 30–40 % de los casos de AOS se dan en personas con peso normal. En estos individuos, otros factores son los responsables del problema: una mandíbula pequeña o retrocedida, un paladar estrecho, amígdalas grandes, una lengua voluminosa o ciertas características genéticas pueden hacer que las vías respiratorias sean estrechas y más propensas al colapso durante la noche. Además, la edad también influye: en personas mayores, la pérdida de tono muscular en la garganta facilita que los tejidos colapsen, y en mujeres la incidencia aumenta después de la menopausia debido a cambios hormonales.

En definitiva, la apnea del sueño no discrimina por peso. Aunque el sobrepeso aumenta el riesgo y perder kilos puede ser una estrategia clave en quienes lo presentan, cualquier persona puede padecerla. Por eso, es importante no pasar por alto los síntomas: ronquidos intensos, pausas en la respiración observadas por la pareja, somnolencia durante el día, cansancio persistente o dolores de cabeza matutinos. Identificar y tratar la apnea a tiempo no solo mejora el descanso, sino que también previene problemas mayores, como hipertensión, enfermedades cardiovasculares y deterioro cognitivo.

20.

¿El CPAP es la única solución para la apnea del sueño?

Mito

Mucha gente piensa que, si te diagnostican apnea del sueño, no hay escapatoria: o duermes con una máquina el resto de tu vida o no hay nada que hacer. Esta creencia ha provocado que muchas personas rechacen buscar diagnóstico y tratamiento por miedo a depender para siempre del CPAP.

Verdad

Cuando alguien recibe un diagnóstico de apnea del sueño, la primera imagen que suele venir a la cabeza es la de una máquina ruidosa con una mascarilla incómoda, tubos enredados y noches sin dormir. Es habitual escuchar frases como «no pienso engancharme a eso, me agobiaría» o «si no tolero el CPAP, no hay nada más que hacer». Durante años, se ha extendido la idea de que la presión positiva continua en la vía aérea es la única opción posible para tratar la apnea obstructiva del sueño, una especie de todo o nada que hace que muchas personas se sientan atrapadas entre usar la máquina o resignarse a convivir con el problema.

Es cierto que el CPAP sigue siendo el tratamiento más eficaz para la apnea, ya que actúa como un pequeño ventilador que insufla aire a presión y mantiene abiertas las vías respiratorias durante la noche, evitando que los tejidos de la garganta colapsen. Cuando se utiliza correctamente, puede reducir casi a cero el número de apneas por hora, mejora la calidad del sueño y la somnolencia diurna e incluso disminuye el riesgo de hipertensión, enfermedades cardiovasculares y accidentes de tráfico relacionados con la falta de descanso. Sin embargo, la realidad es que no todos los pacientes logran adaptarse fácilmente a este tratamiento: se estima que entre un 30 y un 50 % de las personas que inician el CPAP acaban abandonándolo durante el primer año debido a molestias con la mascarilla, sequedad nasal, sensación de claustrofobia o ruido de la máquina. Este dato no significa que el CPAP no funcione, sino que, como toda terapia, requiere apoyo, ajustes y tiempo de adaptación; además, pone de manifiesto la necesidad de ofrecer alternativas a quienes no consiguen tolerarlo.

Lo relevante es ser conscientes de que el CPAP no es la única solución. Existen otras opciones que pueden ser eficaces, dependiendo del tipo y la gravedad de la apnea y de las características de cada persona. Por ejemplo, hay dispositivos dentales llamados férulas de avance mandibular que adelantan ligeramente la mandíbula durante el sueño para mantener la vía aérea abierta y que resultan muy útiles en casos de apnea leve o moderada, especialmente en personas con mandíbulas pequeñas o retrocedidas.

En determinados casos, la cirugía puede ser una opción para corregir obstrucciones anatómicas, como amígdalas muy grandes o desviaciones del tabique nasal. También hay técnicas más sencillas, como los sobrepesos —dispositivos antisupino—, útiles para quienes solo presentan apneas al dormir boca arriba, y medidas generales como la pérdida de peso, que puede marcar una gran diferencia. Perder entre un 5 y un 10 % del peso corporal suele reducir significativamente la gravedad de la apnea, con pérdidas mayores, del 15 al 20 %, algunos pacientes logran incluso la remisión completa de la enfermedad. Existe también la posibilidad de colocar un estimulador del nervio hipoglosos que consigue reducir el índice de apneas de forma permanente.

Además, en los últimos años han surgido nuevas opciones farmacológicas para quienes tienen obesidad asociada a la apnea. Medicamentos como la tirzepatida, inicialmente desarrollados para la diabetes y la pérdida de peso, han demostrado en ensayos clínicos que no solo ayudan a adelgazar de forma sostenida, sino que también reducen el número de apneas por hora y mejoran síntomas como la somnolencia diurna. Tanto es así que, recientemente, han sido aprobados para el tratamiento de la apnea moderada y grave en personas con obesidad, convirtiéndose en una herramienta prometedora para aquellos que no toleran el CPAP o como complemento a otras medidas.

En definitiva, aunque el CPAP sigue siendo la piedra angular del tratamiento de la apnea obstructiva del sueño y una opción altamente eficaz cuando se utiliza de forma constante, no es un camino único ni obligatorio. La clave está en personalizar el tratamiento para cada persona, explorar alternativas y no rendirse.

21.

¿Duermo como un bebé? ¿Los bebés deberían dormir toda la noche sin despertarse?

Mito

La expresión «dormir como un bebé» es común para referirnos a un sueño profundo, largo y sin interrupciones. Tiene como base la creencia popular de que un bebé sano debería dormir toda la noche de un tirón y que, si se despierta varias veces, «algo va mal». Muchos padres reciben comentarios como «¿todavía se despierta por la noche? ¡Pues deberías acostumbrarlo a dormir bien ya!».

Verdad

La realidad es que los bebés no están diseñados para dormir ocho horas seguidas desde el principio. Su cerebro y su sistema nervioso se encuentran en pleno desarrollo y sus ciclos de sueño son mucho más cortos que los de un adulto. Para estos últimos, un ciclo de sueño dura unos noventa minutos, mientras que en los recién nacidos suele ser de apenas cincuenta o sesenta minutos, lo que hace que pasen más tiempo en sueño ligero y se despierten con facilidad.

Además, los bebés presentan necesidades fisiológicas que les obligan a despertarse: su estómago es pequeño, digieren la leche rápidamente y, por tanto, requieren alimentarse con frecuencia, especialmente durante los primeros meses de vida.

Despertarse por la noche, lejos de ser un problema, es un comportamiento evolutivo esperado que favorece la supervivencia. Se cree que estos microdespertares ayudan a mantener la regulación respiratoria y térmica, y pueden incluso reducir el riesgo de muerte súbita del lactante al evitar periodos prolongados de sueño profundo. A esto se suma que el contacto frecuente con los cuidadores proporciona seguridad emocional, favorece el vínculo afectivo y contribuye a un desarrollo neurológico saludable.

Aun así, los bebés son sorprendentemente adaptables al entorno que se les ofrece. El ambiente en el que duermen, la rutina previa al sueño, la iluminación, los ruidos, la temperatura y la respuesta de los cuidadores a sus despertares, influye en la calidad y la duración de su descanso. Los estudios muestran que, con pautas consistentes y un ambiente predecible, los niños pueden aprender gradualmente a dormir tramos más largos y a autorregularse mejor. Esto no significa dejarles llorar sin consuelo, sino establecer rutinas relajantes, horarios regulares y señales claras que les indiquen cuándo es hora de dormir. Con el tiempo, este «entrenamiento positivo» puede ayudar a que el sueño se consolide antes, siempre respetando el ritmo madurativo de cada niño.

Conforme el bebé crece, su sueño va madurando de forma progresiva: entre los cuatro a seis meses, muchos empiezan a espaciar las tomas nocturnas y a consolidar tramos más largos de sueño, aunque es totalmente normal que sigan despertándose durante el primer año e incluso más allá. Cada niño sigue su propio ritmo, influido por factores como el temperamento, la alimentación, el ambiente familiar o si se despierta para buscar consuelo.

Los estudios actuales en neurociencia del sueño infantil demuestran que forzar a un bebé a «dormir de un tirón» antes de que esté preparado puede generar más estrés en él y en sus cuidadores que beneficios reales. El llanto prolongado sin respuesta puede elevar los niveles de cortisol —la hormona del estrés— y, aunque algunos métodos de «entrenamiento del sueño» pueden conseguir que el niño deje de reclamar durante la noche, esto no significa que duerma mejor, sino que ha aprendido a no expresar su necesidad.

Despertarse varias veces por la noche en los primeros meses, y hasta bien entrado el primer año de vida, es completamente normal y saludable. Con el tiempo, a medida que su sistema nervioso madura y aumenta su capacidad para autorregularse, el sueño se irá consolidando de manera natural. La mejor estrategia es acompañar al bebé, responder a sus despertares y entender que, igual que aprenderá a caminar o a hablar, también aprenderá a dormir de forma más continua cuando esté listo.

22.
¿Es cierto que el colecho es peligroso y debe evitarse?

Mito

Durante años se ha repetido que dormir con el bebé en la misma cama es peligroso y debe evitarse a toda costa. Muchas familias escuchan frases como «se va a acostumbrar a dormir contigo», «es muy arriesgado, puedes aplastarlo» o «dormirá mal toda la vida si no lo pones en su cuna desde el principio». Esta creencia ha conseguido que muchos padres se sientan culpables o inseguros si, en algún momento, eligen compartir la cama con su hijo.

Verdad

El colecho, entendido como compartir la cama con el bebé, es una práctica habitual en la mayoría de culturas del mundo y, lejos de ser algo «moderno» o «alternativo», constituye la forma natural de dormir que ha existido durante miles de años. Sin embargo, no todas las formas de colecho son iguales. Existen situaciones en las que sí aumenta el riesgo de accidentes —por ejemplo, si los padres fuman, consumen alcohol o fármacos sedantes, si el bebé duerme en superficies blandas, como sofás o sillones, o si se colocan mantas o almohadas sueltas cerca de su cara—. Por eso, las principales sociedades pediátricas recomiendan diferenciar entre el «colecho inseguro» y el «colecho seguro».

La evidencia científica actual indica que, cuando se siguen las recomendaciones de seguridad, compartir la cama puede ser seguro y beneficioso para muchas familias. El colecho facilita la lactancia materna que, en sí misma, reduce el riesgo de muerte súbita del lactante, favorece el descanso de la madre, mejora el vínculo afectivo y permite responder antes a las señales del bebé. Además, se ha visto que los bebés que duermen cerca de sus padres pueden desarrollar patrones de respiración y temperatura más estables.

No obstante, la opción más recomendada por organismos como la Academia Americana de Pediatría es el colecho seguro en forma de «microdespertares», que consiste en compartir habitación con el bebé, pero no la cama. Lo ideal es que el bebé duerma en una cuna adosada o «sidecar», que se fija a la cama de los padres, o en una minicuna independiente dentro de la misma habitación. Esta modalidad permite mantener la cercanía y la facilidad para la lactancia nocturna, pero evitando los riesgos asociados a compartir el mismo colchón.

Se recomienda que los bebés duerman en la misma habitación que los padres al menos durante los primeros seis meses de vida, ya que esta práctica disminuye el riesgo de muerte súbita del lactante. Muchas guías sugieren prolongar esta convivencia nocturna hasta los doce meses por motivos de seguridad y comodidad, especialmente en familias que amamantan. A pesar de esto, algunos estudios indican que, si el bebé se traslada a su propia habitación entre los seis y nueve meses, suele aprender antes a dormir de forma más autónoma, siempre que se mantengan rutinas coherentes y un ambiente de sueño estable.

Al igual que ocurre con otros aspectos del sueño infantil, los bebés son capaces de adaptarse al entorno que se les ofrece. Si se establece una rutina coherente y un espacio de sueño seguro, el colecho, ya sea compartiendo cama de forma segura o mediante cuna adosada, no impide que el niño aprenda a dormir de forma autónoma más adelante. De hecho, en culturas donde el colecho es la norma, los niños acaban durmiendo solos sin que esto suponga un problema, simplemente porque se les permite hacerlo cuando están preparados.

En definitiva, el colecho puede ser una opción válida y segura siempre que se realice siguiendo las recomendaciones de seguridad. Para la mayoría de familias, la forma más segura y práctica es compartir habitación con el bebé en su cuna adosada o minicuna «sidecar» durante los primeros meses de vida y valorar trasladarlo a su propio cuarto entre los seis y nueve meses si se busca favorecer la autonomía en el sueño. Esta opción ofrece un buen equilibrio entre seguridad, cercanía y aprendizaje progresivo.

23.
¿Los adolescentes duermen mal porque son perezosos?

Mito

Muchos adultos piensan que los adolescentes se acuestan tarde y se levantan tarde porque son perezosos o tienen «malos hábitos». Es habitual escuchar frases como «si se durmiera antes, no estaría siempre cansado» o «solo quiere dormir porque es un vago». Esta idea ha llevado a que se culpe a los adolescentes de su cansancio matinal, como si fuera simplemente cuestión de fuerza de voluntad.

Verdad

La realidad es que, durante la adolescencia, se produce un cambio fisiológico en el ritmo circadiano, conocido como retraso de fase del sueño. A partir de la pubertad, el cerebro experimenta una modificación en la secreción de melatonina, la hormona que regula el ciclo sueño-vigilia. En lugar de liberarse temprano por la noche, la melatonina comienza a segregarse más tarde, lo que hace que los adolescentes no tengan sueño hasta pasadas las 23 horas o incluso la medianoche. Como consecuencia, su reloj bioló-

gico está programado para dormirse más tarde y despertarse más tarde, de forma completamente natural y ajena a la
«pereza».

Este retraso de fase se ve agravado por los horarios
escolares y sociales. Aunque el adolescente se duerma tarde por un motivo biológico, muchas veces debe levantarse muy temprano para ir al instituto, acumulando así una
importante deuda de sueño. Los estudios demuestran que
los adolescentes necesitan entre ocho y diez horas de sueño
para funcionar bien, pero la mayoría apenas duerme seis o
siete horas entre semana. Esta falta crónica de descanso se
asocia a problemas de concentración, rendimiento académico, irritabilidad, mayor riesgo de accidentes y alteraciones
emocionales.

El entorno y los hábitos también influyen. Las pantallas por la noche, la falta de rutinas de sueño regulares o la
presión académica y social pueden empeorar el retraso de
fase natural, haciendo que se duerman todavía más tarde.
Pero, calma, no todo es inevitable: al igual que los bebés,
los adolescentes son capaces de adaptarse al entorno que se
les ofrece. Establecer horarios más regulares, limitar la exposición a pantallas antes de dormir y favorecer ambientes
relajantes por la noche puede ayudarles a conciliar el sueño
antes.

Diversas investigaciones señalan que las ocho de la mañana es uno de los peores momentos del día para exigir rendimiento cognitivo elevado a un adolescente. Su reloj biológico sigue «dormido» a esa hora, con menor alerta, atención

y velocidad de procesamiento. Por ello, expertos en crono-
biología y educación recomiendan evitar programar clases
clave como matemáticas, física o exámenes importantes a
primera hora, ya que el rendimiento suele ser peor y no re-
fleja realmente su capacidad. En cambio, actividades como
educación física o asignaturas más prácticas pueden ser
más adecuadas a esa hora, ya que ayudan a activar el cuerpo y la mente progresivamente.

Las investigaciones recientes han mostrado que, cuando se permite a los adolescentes iniciar las clases más tarde,
mejoran su rendimiento académico, su estado de ánimo y
su salud general. Por tanto, la solución no pasa por obli-
garlos a «acostarse pronto» sin más, sino por comprender
que su biología funciona de forma diferente y que necesitan
horarios compatibles con su desarrollo.

En resumen, los adolescentes no duermen mal por pereza, sino porque su reloj biológico funciona de manera
distinta durante estos años. El retraso de fase es una adaptación natural del organismo, y si se combina con horarios
tempranos y pocas horas de sueño, genera cansancio y bajo
rendimiento. Con comprensión, rutinas adecuadas y ajustes en los horarios, es posible mejorar la calidad del sueño y
reducir la fatiga sin culpabilizarlos injustamente.

24.

¿La melatonina es segura y efectiva para los niños?

Mito

La melatonina es una ayuda para dormir segura y eficaz para todos los niños, en cualquier forma de presentación, incluidas las gominolas que venden en farmacias o por Internet. Muchos padres creen que, al ser «natural» y de venta libre, no encierra riesgos ni efectos secundarios, y que la dosis que indican las etiquetas es siempre exacta.

Verdad

Últimamente parece que la melatonina se ha convertido en la solución para cualquier problema de sueño infantil. No es raro escuchar a padres que la ofrecen a sus hijos «porque a la vecina le ha funcionado» o porque un conocido la recomendó sin más. Esta tendencia ha hecho que muchas familias la consideren segura y efectiva para todos los niños, pero la realidad es bastante más compleja.

La melatonina es una hormona que produce nuestro cerebro, concretamente la glándula pineal, en respuesta a la oscuridad. Su función principal es regular el ciclo sueño-vigilia, actuando como una señal biológica que indica que es hora de dormir. En formato de suplemento, existen dos presentaciones principales: la melatonina de liberación inmediata, que se absorbe rápidamente y se utiliza para facilitar el inicio del sueño —muy común en gominolas y comprimidos masticables—, y la melatonina de liberación prolongada, diseñada para mantener niveles estables durante la noche y prevenir despertares frecuentes. Aunque esta diferenciación es importante, en muchos productos, sobre todo los que se venden como «gominolas para dormir», no queda claro qué tipo de liberación tienen ni la cantidad exacta de melatonina que aportan. De hecho, algunos estudios han detectado que la cantidad real en cada gominola puede variar significativamente respecto a lo que indica la etiqueta, incluso superando la dosis declarada.

En determinados casos, la melatonina puede resultar útil: niños con trastornos del neurodesarrollo como el autismo o el TDAH, en algunos síndromes genéticos o en alteraciones del ritmo circadiano, como el síndrome de retraso de fase o el jet lag. En estas situaciones, administrada con la dosis y en el momento oportuno —y bajo supervisión médica—, puede ayudar a conciliar el sueño y regular el horario.

A pesar de esto, no todos los problemas de sueño se deben a un déficit de melatonina. En la mayoría de los niños, las dificultades para dormir están relacionadas con hábitos inadecuados: horarios irregulares, uso de pantallas antes de acostarse, siestas excesivas o un entorno poco favorable para el descanso. En esos casos, la melatonina no corrige el origen del problema, sino que actúa como un parche que puede dar la falsa impresión de que la situación está resuelta.

Aunque, en general, se considera segura a corto plazo, no está libre de efectos secundarios: somnolencia diurna, dolor de cabeza, mareos, cambios de humor, irritabilidad o molestias digestivas. Además, preocupa su uso prolongado en niños, ya que aún se desconoce el impacto que podría tener sobre la producción natural de la hormona o sobre procesos fisiológicos como la pubertad. Los estudios a largo plazo en población infantil son limitados, por lo que la prudencia es fundamental.

Antes de iniciar el uso de melatonina en un niño, lo ideal es que un pediatra o especialista en sueño realice una evaluación completa: historia clínica, hábitos de sueño, posibles causas médicas o emocionales y valoración de si realmente la melatonina está indicada. Si es necesario aplicarla, la dosis, el tipo de liberación, el horario y la duración del tratamiento deben individualizarse.

Se puede afirmar, entonces, que la melatonina no es una solución universal ni un suplemento inocuo para todos los niños. Puede resultar una herramienta útil en casos muy específicos y siempre bajo supervisión médica, pero el verdadero pilar del descanso infantil sigue siendo la higiene del sueño: rutinas claras, horarios estables, reducción de pantallas antes de dormir y un ambiente tranquilo. En la mayoría de los casos, estas medidas son más seguras, efectivas y duraderas que cualquier gominola.

25.

¿Los adultos mayores duermen menos porque necesitan menos sueño?

Mito

Las personas mayores duermen menos porque ya no necesitan tantas horas de sueño como los jóvenes. Es normal que descansen poco y no hay que preocuparse si duermen solo unas pocas horas por la noche.

Verdad

Durante años se ha repetido la idea de que las personas mayores duermen menos porque necesitan menos sueño. Esta creencia está tan extendida que muchos asumen que dormir poco es algo propio de su edad y que no vale la pena intentar cambiarlo. Sin embargo, las investigaciones en medicina del sueño muestran una realidad distinta: la necesidad de descanso no disminuye de forma significativa con el paso de los años. Un adulto mayor sano sigue necesitando, por término medio, entre siete y ocho horas de sueño cada noche, igual que en la mediana edad. Lo que sí cambia es la facilidad para conseguirlo.

A medida que envejecemos, nuestro sueño se ve afectado por cambios fisiológicos naturales. Uno de los más importantes es la reducción del sueño profundo o de ondas
lentas —fase N3—, que es la etapa más reparadora y donde
el cuerpo realiza funciones esenciales de mantenimiento,
como la consolidación de la memoria y la reparación de tejidos. También tiende a acortarse la fase REM, vinculada a
los procesos de aprendizaje, regulación emocional y creati-
vidad. Además, el sueño se vuelve más fragmentado: aumentan los microdespertares y las interrupciones a lo largo
de la noche.

Paralelamente, el ritmo circadiano —el reloj biológico
que regula nuestros ciclos de sueño y vigilia— tiende a ade-
lantarse. Esto significa que las personas mayores sienten
sueño con mayor prontitud por la noche y se despiertan
más temprano por la mañana. Este «avance de fase» no implica que necesiten menos horas totales de sueño, sino que
su descanso se redistribuye. A veces, este cambio de horario
natural, combinado con siestas diurnas, reduce la cantidad
de sueño nocturno continuo, pero no la necesidad global de
descanso.

Los factores médicos y de estilo de vida también jue-
gan un papel clave. Con la edad aumenta la prevalencia
de enfermedades crónicas como la artrosis, las patologías
cardiovasculares o las respiratorias, que pueden interrumpir el sueño por dolor, tos y dificultad para respirar. Los
problemas urinarios, frecuentes en esta etapa, obligan a levantarse varias veces durante la noche. Además, muchos

medicamentos habituales en la población mayor —desde antihipertensivos hasta antidepresivos— tienen efectos secundarios que afectan a la calidad y cantidad de sueño. A esto se suma que las personas mayores suelen pasar menos tiempo al aire libre, reduciendo la exposición a la luz natural, lo que debilita las señales que sincronizan el reloj biológico.

Este conjunto de cambios hace que, aunque el cuerpo siga necesitando el mismo tiempo de descanso, sea más difícil alcanzarlo y mantenerlo. Como resultado, muchas personas mayores viven con una privación crónica de sueño, que se manifiesta en cansancio diurno, menor concentración, irritabilidad y, a largo plazo, un mayor riesgo de caídas, deterioro cognitivo, depresión y problemas metabólicos. Lejos de ser un fenómeno inocuo, dormir menos de lo necesario en la vejez puede tener un impacto directo en la salud, la autonomía y la calidad de vida.

Por eso, la solución no es resignarse, sino abordar las causas que interrumpen el descanso. Esto implica revisar la medicación, tratar el dolor o las enfermedades subyacentes, favorecer la exposición a la luz solar durante el día, mantener horarios regulares, evitar cafeína y alcohol en la tarde, limitar las siestas prolongadas y crear un entorno de sueño cómodo, oscuro y silencioso. En algunos casos, la intervención de un especialista en medicina del sueño puede ser clave para diagnosticar trastornos específicos, como el insomnio crónico o la apnea del sueño, que son frecuentes, pero a menudo infradiagnosticados en adultos mayores.

Por tanto, los adultos mayores no duermen menos porque lo necesiten, sino porque su sueño se fragmenta y se altera con la edad, y porque diversos factores médicos y ambientales dificultan mantener un descanso reparador. La cantidad recomendada sigue siendo prácticamente la misma que en un adulto joven, y cuidar la calidad del sueño en esta etapa es tan importante como mantener una buena alimentación o hacer ejercicio.

26.
¿El sonambulismo puede provocar que alguien cometa actos peligrosos?

Mito

El sonambulismo es inofensivo. Las personas solo caminan un poco dormidas y nunca llegan a hacer nada realmente peligroso.

Verdad

El sonambulismo es un trastorno que ocurre durante la fase de sueño profundo no REM, normalmente, en el primer tercio de la noche. Se caracteriza por una desconexión parcial del cerebro: las áreas que controlan el movimiento y ciertos automatismos están activas, mientras que las zonas responsables de la conciencia, el juicio y la memoria permanecen inactivas. El resultado es que la persona puede caminar, hablar, manipular objetos e incluso realizar tareas complejas, pero sin estar realmente despierta ni consciente de lo que hace.

En el imaginario popular, el sonambulismo se percibe como algo casi anecdótico: un niño que se levanta, camina por el pasillo y vuelve a la cama, o un adulto que murmura frases incoherentes. Sin embargo, la ciencia y la experiencia clínica han demostrado que no siempre es un fenómeno inofensivo. En determinados casos, las conductas durante un episodio pueden ser potencialmente peligrosas. Hay personas que, mientras están sonámbulas, han intentado salir de su casa, caminar por balcones, encender la cocina, manipular cuchillos o herramientas e incluso conducir un vehículo. Los riesgos son evidentes: caídas, quemaduras, cortes, accidentes domésticos y, en situaciones extremas, daños a otras personas.

Estos comportamientos ocurren porque el sonambulismo no es un «despertar» completo, sino un estado híbrido entre sueño y vigilia. La persona carece de control consciente, no evalúa riesgos y no recuerda lo sucedido al día siguiente. Este fenómeno se denomina «amnesia del episodio», y se debe a que, durante el sonambulismo, no se generan recuerdos duraderos en el hipocampo —estructura del cerebro que se encarga de almacenar la memoria—. Por eso, aunque pueda realizar acciones coordinadas, el sonámbulo no tiene capacidad de planificar ni de ser consciente de las consecuencias de sus actos.

En adultos, el sonambulismo puede asociarse a desencadenantes como la privación de sueño, el estrés intenso, fiebre, consumo de alcohol o sustancias, ciertos medicamentos —como hipnóticos o ansiolíticos—, o la presencia de otros trastornos del sueño, como la apnea obstructiva. En niños resulta más frecuente y suele ser benigno, pero en la edad adulta tiende a ser más persistente y, en ocasiones, más complejo y peligroso.

El riesgo no solo radica en las acciones que encierran un riesgo, sino también en la ausencia de percepción del dolor o del peligro durante el episodio. Un sonámbulo puede caminar descalzo sobre objetos cortantes sin reaccionar o intentar salir por una ventana sin darse cuenta del riesgo. Esto hace fundamental adaptar el entorno para minimizar peligros: cerrar con llave puertas y ventanas, bloquear escaleras, retirar objetos punzantes o frágiles y evitar que la persona duerma en literas o lugares con riesgo de caída.

En casos graves o recurrentes, el abordaje médico incluye una historia clínica detallada, evaluación por un especialista en medicina del sueño y, en algunos casos, un estudio polisomnográfico. El tratamiento puede consistir en mejorar la higiene del sueño, establecer horarios regulares, tratar trastornos asociados —como la apnea—, reducir el consumo de alcohol y cafeína y manejar el estrés. En episodios muy disruptivos o peligrosos, se pueden emplear fármacos como benzodiacepinas en dosis bajas o ciertos antidepresivos, siempre bajo supervisión médica.

Es importante recordar que el diagnóstico de sonambulismo requiere una valoración cuidadosa, ya que existen otros trastornos que pueden simular episodios similares. El diagnóstico diferencial es amplio e incluye, entre otros, ciertos tipos de epilepsia, especialmente las crisis nocturnas originadas en el lóbulo frontal, que pueden presentarse con conductas automáticas, deambulación o movimientos complejos durante el sueño. También deben considerarse otras parasomnias —como terrores nocturnos o despertares confusionales—, trastornos del comportamiento en sueño REM, reacciones a fármacos y episodios de origen psiquiátrico o metabólico. Diferenciar entre estas entidades resulta fundamental, ya que el abordaje y el pronóstico varían significativamente, y en el caso de epilepsia, el tratamiento es completamente distinto.

Se concluye, pues, que, aunque muchos episodios de sonambulismo son breves e inofensivos, no debe subestimarse el riesgo. La combinación de capacidad motora activa, ausencia de conciencia y amnesia del episodio puede dar lugar a situaciones peligrosas para la persona y para quienes conviven con ella. Conocer el problema, adaptar el entorno y buscar atención especializada en casos graves es clave para prevenir accidentes y proteger la salud.

27.

¿Las personas que hablan dormidas siempre dicen la verdad?

Mito

Se cree que, cuando alguien habla dormido, siempre dice la verdad, porque no tiene filtros y no puede mentir.

Verdad

Hablar dormido —o somniloquia— es una parasomnia relativamente frecuente que puede aparecer sola o acompañar a otros fenómenos, como son el sonambulismo, los terrores nocturnos o el trastorno de conducta en sueño REM. Ocurre en distintas fases del sueño, tanto en sueño profundo no REM como en sueño REM, y consiste en la emisión de palabras, frases o incluso diálogos completos sin que la persona sea consciente de ello.

La creencia de que todo lo que se dice dormido es «verdad» parte de la idea de que, al no estar despierta, la persona no puede inventar o manipular la información. Sin embargo, la ciencia muestra que el contenido del habla durante el sueño no tiene por qué reflejar la realidad. Muchas veces, las palabras surgen de fragmentos de sueños, recuerdos inconexos o descargas aleatorias de la actividad cerebral nocturna. El lenguaje durante la somniloquia no está regido por un pensamiento lógico ni por la intención consciente, sino por activaciones parciales de las áreas del lenguaje que se combinan con la actividad onírica.

En algunos casos, las frases pueden ser completamente ininteligibles o carecer de sentido, y, cuando parecen coherentes, pueden mezclar elementos reales con otros imaginarios. De hecho, durante el sueño, especialmente en la fase REM, el cerebro procesa y reorganiza recuerdos, emociones y experiencias recientes, lo que puede dar lugar a diálogos que parecen «confesiones» pero que, en realidad, son distorsiones o combinaciones irreales de vivencias.

Además, la persona que habla dormida no es consciente de lo que dice y no recuerda el episodio al despertar, lo que confirma que no hay un control voluntario ni una intención de comunicar algo concreto. Por eso, interpretar literalmente lo que alguien dice mientras duerme es un error, y puede llevar a malentendidos o a conclusiones injustas.

La somniloquia es más frecuente en niños y adolescentes y tiende a disminuir con la edad, aunque en algunos adultos persiste, sobre todo en contextos de estrés, fiebre, privación de sueño o consumo de alcohol. En la mayoría de los casos es benigna, pero si es muy frecuente o intensa, o si se acompaña de otros comportamientos nocturnos complejos, conviene una evaluación por un especialista en medicina del sueño para descartar otras parasomnias o trastornos asociados.

Es importante tener en cuenta que no todo lo que resulta parecido a hablar dormido es realmente somniloquia. El diagnóstico diferencial incluye otros trastornos que pueden cursar con vocalizaciones nocturnas, como ciertas crisis epilépticas, en especial, las de origen frontal, que producen sonidos, gritos o frases cortas durante el sueño. También puede confundirse con el trastorno de conducta en sueño REM, en el que la persona representa físicamente sus sueños y puede hablar o gritar como parte de la escena onírica, a menudo con contenido emocional intenso. Diferenciar estas condiciones es clave, ya que su tratamiento y pronóstico son distintos, y en el caso de la epilepsia o el trastorno de conducta en sueño REM puede ser necesario un abordaje médico específico. Una evaluación clínica completa, que incluya un estudio de sueño con registro de vídeo y EEG, es la forma más fiable de establecer el diagnóstico correcto.

Entonces, hablar dormido no es una ventana directa a la verdad oculta de una persona. Lo que se dice en ese estado es fruto de la actividad cerebral durante el sueño, no de un acto consciente ni veraz. Es más parecido a oír una escena de una película que el cerebro está proyectando que a escuchar una confesión real.

28.
¿Podemos entrenarnos para dormir menos sin afectar a nuestra salud?

Mito

Si me acostumbro poco a poco a dormir menos horas, mi cuerpo se adaptará y podré funcionar igual de bien, sin consecuencias para mi salud.

Verdad

Como ya hemos comentado en otro momento de este libro, la cantidad de sueño que cada persona necesita no es idéntica para todos. Hay individuos que, por su genética, pueden rendir perfectamente con algo menos de siete horas, y otros que necesitan nueve o más para sentirse bien. Esta variabilidad es real y está bien estudiada. El problema aparece cuando alguien interpreta que, si existen personas que duermen poco de manera natural, entonces cualquiera puede «aprender» a hacerlo con un simple entrenamiento de fuerza de voluntad.

La realidad es muy distinta. El sueño no es una costumbre que podamos recortar sin más, sino una función biológica esencial, programada para cumplir procesos que no se pueden comprimir o sustituir. Reducir las horas de sueño por debajo de lo que nuestro organismo necesita no hace que el cuerpo se adapte: lo que ocurre es que nos vamos acostumbrando a funcionar peor. Con el tiempo, la sensación de sueño intenso durante el día puede disminuir, pero eso no significa que estemos igual de bien por dentro; simplemente hemos dejado de percibir la magnitud de la fatiga.

Dormir menos de lo necesario limita, noche tras noche, el tiempo que el cuerpo y el cerebro dedican a tareas vitales: reparar tejidos, consolidar aprendizajes, regular hormonas, fortalecer el sistema inmune y mantener estable el estado de ánimo. A corto plazo, esto puede traducirse en menor claridad mental, más irritabilidad, menor capacidad de concentración o peor manejo del estrés. A largo plazo, el déficit de sueño se convierte en un factor de riesgo para múltiples problemas de salud: desde trastornos metabólicos hasta deterioro cognitivo y enfermedades cardiovasculares.

Lo más engañoso es que este deterioro suele ser silencioso y progresivo. Podemos convencernos de que «estamos bien» porque seguimos cumpliendo con nuestras tareas, pero si comparásemos el rendimiento y bienestar que sentimos cuando dormimos lo necesario, notaríamos la diferencia. Es como conducir con el freno de mano ligeramente puesto: el coche avanza, pero con más desgaste y menos eficiencia.

La idea, por tanto, no es competir con nosotros mismos para dormir lo mínimo posible, sino descubrir y respetar el tiempo de sueño que realmente necesitamos. Ese número de horas es personal y relativamente estable a lo largo de la vida adulta, y protegerlo debería resultar una prioridad al mismo nivel que cuidar la alimentación o hacer ejercicio. Dormir lo suficiente no nos quita tiempo de vida: retorna en forma de energía, claridad mental y mejor salud para disfrutarla plenamente.

29.

¿Las horas de sueño antes de la medianoche son las más importantes y valen doble para descansar?

Mito

Se dice que las primeras horas de la noche son las más importantes para el descanso y que dormir mejor ese tiempo «vale por dos».

Verdad

Esta suposición se ha transmitido durante décadas, a menudo, con la idea de que dormir «antes de las doce» es casi mágico para la salud. Y, aunque contiene un grano de verdad para algunas personas, la explicación real no tiene que ver con la medianoche en sí, sino con el funcionamiento del reloj biológico y la arquitectura del sueño.

Como hemos analizado, nuestro sueño está gobernado por el ritmo circadiano, un sistema interno sincronizado principalmente por la luz y la oscuridad. Este reloj regula la liberación de hormonas, la temperatura corporal y otros procesos que marcan cuándo nos sentimos despiertos o somnolientos. Además, la estructura del sueño sigue un patrón: la fase N3 del sueño es la parte del sueño más profundo y, por tanto, es la más reparadora para el cuerpo y el cerebro. Esta fase del sueño se concentra, sobre todo, en los primeros ciclos después de dormirnos, mientras que el sueño REM predomina en las horas finales de la noche.

Esto significa que las horas «más valiosas» para descansar siempre son las primeras tras conciliar el sueño, sea cual sea la hora a la que nos acostemos. Si alguien con un horario regular se duerme a las once de la noche, su sueño profundo ocupará buena parte de la franja previa a la medianoche. Pero, si esa misma persona empieza a dormir a la una de la madrugada, esas fases profundas ocurrirán igualmente después de conciliar el sueño, aunque ya sea bien pasada la medianoche. Lo que sí cambia es que, al retrasar la hora de acostarse, a menudo reducimos el tiempo total de descanso y acortamos las fases finales, ricas en sueño REM, lo que puede afectar a la memoria, el aprendizaje y la regulación emocional.

La confusión con «la magia de antes de las doce» se debe a que, históricamente, la mayoría de las personas tenían un cronotipo más matutino, se dormían y se despertaban alineados con la salida y la puesta del sol, y, por tanto, el sueño profundo coincidía de forma natural con las horas previas a medianoche. En la actualidad, la luz artificial y los hábitos nocturnos han desplazado los horarios, y aquí sí aparece un problema: cuando nos exponemos a luz intensa o a pantallas en la noche, retrasamos la liberación de melatonina y desplazamos el inicio del sueño, lo que puede acortar las fases profundas o alterar su distribución.

Para sacar el máximo partido a las fases más profundas y restauradoras del sueño, lo más importante es respetar la regularidad. Intenta acostarte y levantarte a la misma hora todos los días, incluidos los fines de semana. Favorece la exposición a la luz natural durante la mañana y la primera parte del día, ya que esto ayuda a sincronizar el reloj biológico. Reduce la luz artificial intensa y, sobre todo, la luz azul de pantallas en la hora previa a dormir, para no retrasar la liberación de melatonina. Si tu objetivo es dormir antes de medianoche, adelanta poco a poco la hora de ir a la cama en tramos de quince y veinte minutos, para que el cuerpo se vaya adaptando sin provocar insomnio de conciliación. Y recuerda: lo importante no es la hora exacta del reloj, sino que tu descanso comience cuando tu organismo está preparado para iniciar su ciclo natural de sueño.

En resumen, las horas antes de medianoche no son mágicas por sí mismas. La clave es iniciar el sueño cuando nuestro reloj interno está preparado para ello, de manera que podamos completar un número suficiente de ciclos y aprovechar tanto las fases profundas como las fases REM. En la práctica, para la mayoría de las personas, esto significa mantener horarios regulares y no retrasar demasiado la hora de acostarse, sobre todo, si al día siguiente hay que madrugar.

30.
¿Soñar tiene un significado oculto y premonitorio?

Mito

Durante siglos se ha transmitido la idea de que los sueños son mensajes cifrados del inconsciente o incluso visiones del futuro. Muchas culturas han creado manuales para «interpretar» lo que significa soñar con agua, con volar o con perder los dientes, como si cada imagen onírica tuviera un código oculto.

Verdad

No hay ninguna base científica para la interpretación de los sueños. Surgen del intrincado funcionamiento del cerebro, reflejando una síntesis de recuerdos, emociones y procesos cognitivos. Parecen ser el fruto del intento de conectar en una historia, un relato, los recuerdos inconexos codificados en zonas cerebrales que se activan simultáneamente, al azar, durante el sueño, incluyendo las que corresponden a emociones. Todas las personas sueñan, incluso aquellas que nunca han recordado un sueño.

Es más, los sueños se producen durante todas las fases de sueño, siendo más abstractos y probablemente relacionados con vivencias del día anterior los que se producen en sueño no REM; mientras que los del sueño REM son más bizarros y con gran contenido emocional. Las pesadillas se producen en sueño REM. No se conocen todos los factores que influyen en el recuerdo posterior del sueño, pero los despertares o microdespertares durante el sueño favorecen su recuerdo. Se ha descrito que las personas creativas recuerdan más sueños que las que no lo son.

El contenido de los sueños varía considerablemente, desde lo mundano hasta lo chocante, dependiendo de diversos factores. Los sueños pueden verse influenciados por experiencias recientes, como cosas vistas, escuchadas o pensadas, por recuerdos del pasado, incluso de la infancia, por las experiencias personales, las creencias y el contexto cultural, por el estado emocional en vigilia, así como por estímulos internos —por ejemplo, hambre y micción— y por estímulos externos —ruidos, luz o cambios de temperatura—. Los estímulos suelen estar por debajo del umbral que despierta al que sueña.

Durante la mayoría de los sueños, quien sueña tiene la impresión de que las imágenes y emociones experimentadas son reales y, solo al despertar, se da cuenta de su naturaleza onírica. Sin embargo, en algunos casos, puede darse una consciencia espontánea del estado onírico mientras este se desarrolla. Son los «sueños lúcidos». Además de tomar consciencia del estado mental actual, los soñadores lúcidos pueden experimentar distintos grados de control y consciencia del estado onírico. Pueden tener mayor acceso a su memoria diurna, experimentar la capacidad de despertarse o salir del sueño, la capacidad de controlar su cuerpo onírico, influir o cambiar el entorno y los personajes oníricos. La lucidez onírica puede ocurrir espontáneamente y la «consciencia onírica» suele activarse cuando el soñador percibe anomalías o elementos extraños en el sueño que parecen incompatibles con la realidad.

También puede aparecer cuando el soñador reconoce elementos ya presentes en sueños anteriores o experimenta emociones intensas, como la ansiedad, que desencadenan la comprensión del estado onírico actual. Esta capacidad de algunas personas ha ayudado en la investigación científica de los sueños. Tampoco hay una explicación científica concluyente para la función de los sueños y es que no solo sueñan los humanos, se sabe que la mayoría de animales pasan por fases de sueño en las que, por sus características similares al sueño REM del humano, están soñando. Seguro que muchas personas con mascotas se han dado cuenta de que hay momentos del sueño en los que es evidente que están soñando algo.

Existen varias teorías con base científica sobre la utilidad de los sueños. Por un lado, parecen tener un importante papel en la consolidación de la memoria al repasar y hacer más accesibles los recuerdos. Esto está respaldado por estudios que han demostrado que las personas son más propensas a recordar información después de un periodo de sueño que después de un periodo de vigilia. Por otro lado, los sueños también pueden ayudar a eliminar recuerdos no deseados al procesarlos y liberarlos del cerebro. Asimismo, ayudan a mejorar el manejo de nuestras emociones y los miedos en un entorno seguro. Los sueños también pueden desempeñar un papel en el desarrollo del cerebro, especialmente en niños pequeños. Esto está respaldado por estudios que han demostrado que la cantidad de sueño REM es mayor durante la infancia y la adolescencia que en el adulto. Las otras funciones propuestas de los sueños, como la perspectiva psicoanalítica, no tienen una base científica.

Conclusión:
10 consejos prácticos
para mejorar el sueño

Para finalizar, proponemos los siguientes consejos basados en la técnica de control de estímulos, desarrollada por el psicólogo Richard Bootzin en la década de 1970 y ampliamente respaldada por la evidencia científica como uno de los tratamientos más eficaces para el insomnio crónico. Esta estrategia forma parte de la Terapia Cognitivo-Conductual para el Insomnio —TCC-I—, considerada el tratamiento de primera línea por las sociedad europeas y americanas de sueño: *American Academy of Sleep Medicine* y la *European Sleep Research Society*. Su objetivo es reentrenar al cerebro para que asocie la cama y el dormitorio únicamente con el sueño, rompiendo el círculo vicioso de frustración y vigilia que se produce cuando pasamos demasiado tiempo despiertos en la cama.

1. Usa la cama solo para dormir

Evita leer, ver televisión, usar el móvil o trabajar en la cama. Esto ayuda a que tu cerebro asocie la cama exclusivamente con dormir.

2. Vete a la cama solo cuando tengas sueño

No te acuestes «por obligación» si no tienes sueño, porque eso aumenta la frustración y la asociación negativa con el insomnio.

3. Si no te duermes en quince o veinte minutos, levántate

Sal del dormitorio y haz una actividad tranquila con luz tenue —leer un libro en papel, escuchar música relajante—. Vuelve a la cama solo cuando vuelva el sueño.

4. Mantén un horario fijo para despertarte

Levántate siempre a la misma hora, incluso los fines de semana. Esto regula el reloj biológico y mejora la calidad del sueño a largo plazo.

5. Evita las siestas largas o tardías

Si necesitas dormir durante el día, que sea antes de las 15 horas y no más de veinte o treinta minutos.

6. No mires el reloj durante la noche

Levantar la vista para ver la hora aumenta la ansiedad y hace más difícil volver a dormir.

7. Crea un ritual relajante antes de dormir

Rutinas repetidas, como ducharte con agua tibia, leer un libro o practicar respiración lenta, ayudan a preparar al cuerpo para el sueño.

8. Mantén el dormitorio oscuro, silencioso y a temperatura fresca

Un entorno adecuado favorece la conciliación y el mantenimiento del sueño.

9. Limita la cafeína, el alcohol y la nicotina

Especialmente en las horas previas a dormir, ya que pueden interferir en la calidad y continuidad del sueño.

10. No «compenses» con más tiempo en la cama

Aunque hayas dormido mal, evita quedarte más horas en la cama por la mañana. Esto rompe la asociación entre cama y sueño y dificulta la recuperación del ritmo.

En conclusión, aplicar las pautas de control de estímulos puede mejorar de forma significativa la calidad del sueño y reducir el insomnio, siempre que se realicen de manera constante y con paciencia. Sin embargo, si después de varias semanas los problemas persisten, si el sueño se interrumpe de forma repetida o si aparecen síntomas como ronquidos intensos, pausas respiratorias, movimientos bruscos o conductas inusuales durante la noche, es fundamental acudir a un especialista en medicina del sueño. Solo un profesional podrá evaluar de forma integral la situación, descartar trastornos subyacentes y proponer el tratamiento más adecuado para cada caso. Dormir bien no es un lujo, es una necesidad para la salud física, mental y emocional.